二〇三〇健保大限

張鴻仁 著

謹以此書獻給所有不計收入把青春奉獻給病患的醫護人員，
以及我的愛妻「廖醫師」。

再版序

六月十一日新書發表會那天，一大早就來了許多記者，事後才發現他們是為了「自費醫材之亂」而來。也因此我才發覺健保的問題，比我在寫書時想像的更為嚴重。

當天的座談會最令我感到震撼的是葉金川教授的評論，他說我看到台灣健保世界第一，大部分是依照二〇一五年前的資料。近幾年來健保是一年不如一年，然後他宣布第一世代健保二十五年已經結束；接下來要有新思維，最後他以自己為例，支持健保兩級化，鼓勵大家購買商業保險。

這位當年開辦全民健保的抗煞英雄，從過去的反對到今天成為兩級化健保的支持者，讓我必須改寫阿中部長選擇（請詳頁二四七）那一部分，原因在於新書出版之後，許多朋友第一時間就看完，一位服務於醫藥品查驗中心的友人說到她的朋友都支持提高自付額，而且幾乎每個人都有醫療保險。

期間有記者問我「如何處理世代衝突」，當時我還沒有答案，現在想通了；但最令我驚訝的是許多醫界朋友看過書之後，告訴我說，我太樂觀了，書名應該改為「二〇二二大限」。

二〇二〇年七月十七日

序

二〇〇一年二月我自賴美淑教授手上接下中央健康保險局總經理的重任，衛生署長李明亮交給我三大任務：一、解決健保財務鉅額虧損，二、完成總額預算制，三、建置健保IC卡，除了這三項任務之外，我因畢業於國立陽明醫學院，對於完成偏鄉醫療全覆蓋，有一種特別的使命感，所以自己又加了一個三年跑遍山地離島的心願。二〇〇二年九月健保雙漲是全民健保第一次調高健保費率及部分負擔，五萬勞工上街頭，立法院杯葛、媒體反對聲浪鋪天蓋地；二〇〇三年SARS的疫情突然襲來，四月二十四日和平醫院封院之後，我奉衛生署長之命，動員健保局三千員工全力支援抗疫工作；二〇〇四年元月一日，經過三年的努力，健保IC卡順利在全國醫療院所上線，同年四月，健保局完成了「山地離島醫療給付提升計畫」，四十八個山地離島，自此均有二十四小時的醫療照護，解決了全民健保開辦初期偏鄉地區「有保險、無醫療」的困境。十月，我因醫界抗爭離開服務十六年的公職，投入生技產業至今，同時，於母校國立陽明大學，將過去健保的經驗以「衛生政策實例」於公共衛生研究所開課。

二〇〇五年，我自哈佛大學訪問回國，接下上智生技創投總經理一職，從衛生主管機關突然轉行到生技產業，所接觸的企業界人士大增，也因此常常有機會聽到一些過去不常聽到有關全民健保的批評，並觀察到有趣的變化。十五年前，剛進生技產業，許多企業界的人士對全民健保充滿負面的印象，有些人甚至會有意無意表示「你們」怎麼會搞出這麼浪費的制度；有些朋友苦口婆心說如果我有機會再回公職，要好好改革。

二〇〇八年一場全球金融危機襲來之後，我漸漸感到氣氛變了，我的社交圈中批評健保的聲音愈來愈少，擔憂「全民健保會不會倒」的聲音愈來愈多，連我課堂上的年輕學生都開始問這個大哉問。

二〇二〇年，一場比十七年前SARS影響層面更大，號稱「百年大疫」的武漢肺炎在過年前悄悄的浮現，不到三個月就襲捲全球。期間，中央健保署李伯璋署長說出「全民健保將連續五年虧損」的警訊，許多朋友，尤其是退休族開始緊張。十五年來，我不知道回答了多少次「健保絕對不會倒」，但似乎不論我怎麼講，很難說服這些提出問題的朋友。今年春節，我在整理一些老照片時，突然頓悟，這個問題必須寫一本書才回答得了。藉著「社交隔離」的這段期間居然就完稿了。

謹以為序

二〇二〇年五月

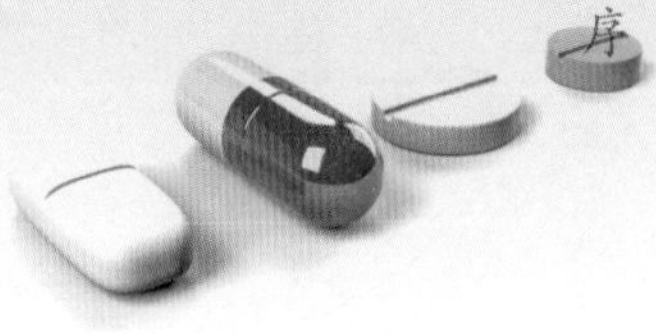

目錄

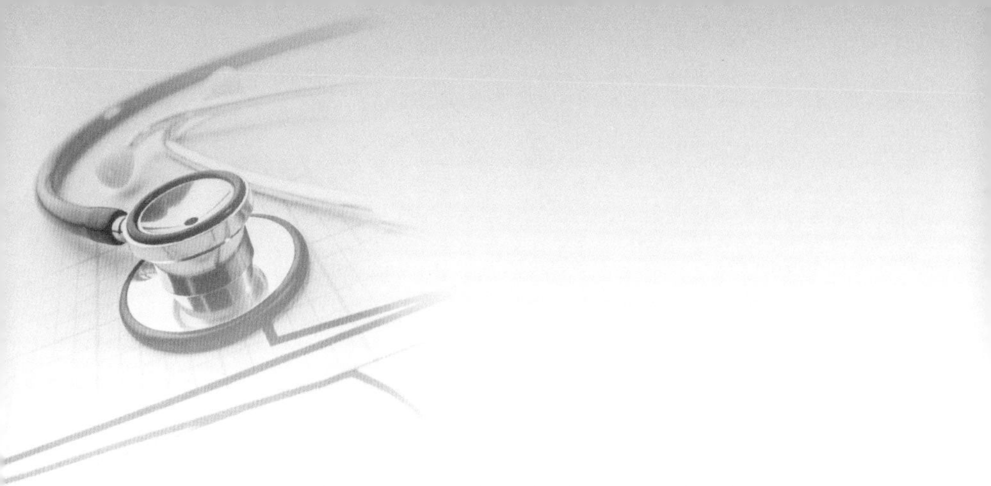

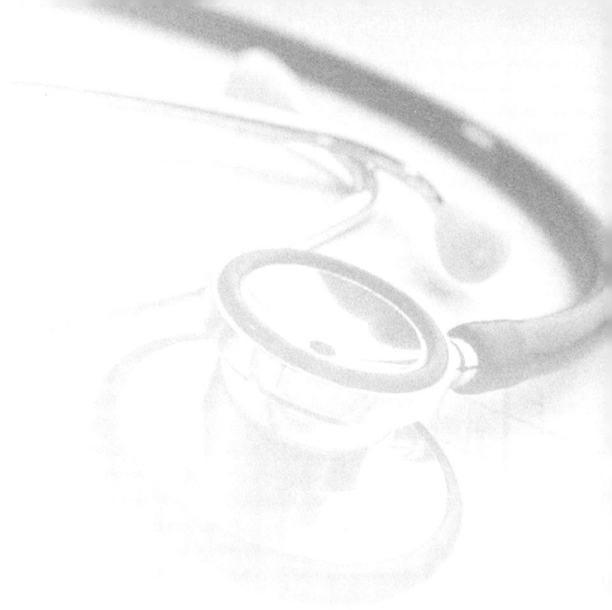

第一章

老李

2030

腦筋急轉彎——台灣當兵最久的人是誰？

答案是「阿榮」，從四十年前收音機裡廣告十八銅人行氣散一直當兵到今天。

那麼台灣活的最久的病患是誰？答案是「老李」

台灣活的最久的病患——老李

故事是這麼傳的，某大醫院候診室，一群人在聊天：「老李今天怎麼沒來？」有人回答：「他生病了！」這個冷笑話流傳了四十年。

最早老李是個榮民，當年榮民到榮總看病免費，所以台北榮總每天的門診擠滿來看病拿藥的榮民北北。到今天，台北榮總旁邊的巷子還是熱鬧滾滾的「老兵街」。這個老李到了一九九五年，全民健保開辦之後，就喪失榮民身分，而變成你我家隔壁的「阿北」。發明這個冷笑話的人，是在諷刺「免費醫療，沒病也去逛醫院」。

過去二十年來，不管我在官方（二〇〇四年前）或民間場合，只要聊到全民健保，多數人的反應是全民健保不錯啦，只不過太浪費。有鑑於此，任何探討全民健保的書籍一定要深入分析醫療浪費這個議題。

我們簡單用「浪費醫療資源」來Google一下，可以看到幾個新聞：

1. 一年浪費一百九十三公噸的藥物
2. 輕症急診年破百萬人次
3. 發病後才返台，浪費「我們」的醫療資源
4. 一年看病五百八十二次
5. 二十五%的民眾沒有把藥吃完
6. CT、MRI去年白花了十七億健保

別人看病很浪費

有趣的是在二〇一三年，中央健保署發布了一個新聞：

八成民眾認為自己或家人沒有醫療資源浪費，近七成認為別人有浪費

有近八〇%受訪民眾表示自己或家人看病吃藥幾乎沒有浪費，僅二〇%民眾認為自己或家人有浪費情形，但若反過來問民眾有沒有覺得別人看病吃藥有浪費醫療資源的情

形？結果發現有六十七．五％認為別人有浪費醫療資源的情形。

主要的浪費原因的前五名如下：

1. 在同一段時間內，於不同醫療院所看病重複領相同的藥（十九．九％）
2. 民眾的醫療知識（資訊）不足，導致喜歡看病拿藥囤積藥品（十九．六％）
3. 民眾已繳了健保費，要去看醫生才會覺得划算（十八．八％）
4. 為確認病情或檢查結果，再到其他醫療院所就醫（十七．三％）
5. 藥沒吃完或病好了，就不吃藥或忘記吃藥（十二．二％）

我們稍為整理一下，可以分為幾類：

一、重複拿藥、重複就診、重複檢驗

健保會有這麼多重複，原因很簡單。台灣看病太便宜又太方便，並且不限制就醫地點以及次數。全世界沒有第二個地方是用這麼自由又價廉的制度，嚴格地說，其他國家想模仿也不可能。

二、拿藥不吃，或沒吃完

拿藥不吃。據了解，醫師和病患要各打一大板。如果問醫師，很多醫師會說，沒開藥病患不肯走，要多花很多時間說明，開藥比較省事；問病患，就說醫生開藥給我也沒問我要不要吃，我怎敢拒絕。原因很多，一方面是看病文化、一方面藥太便宜，所以醫生開藥沒感覺，而部分負擔二〇％上限兩百元，病患也沒什麼感覺。

藥沒吃完倒不是壞事，許多人藥還沒吃完病就好了，我們當然可以問，藥可以拿的「剛剛好」？答案是沒有比較便宜，因為沒藥多跑一趟醫院或藥局的交通成本，或讓藥師三天份的藥改成包一天份的藥，光人力成本就不夠。如果還要再掛號看醫師更貴，所以有些藥本來就準備吃不完，這部分不叫浪費。

三、已經繳了保費，覺得不去「用一下」太可惜

這是人性，無可厚非，但卻是非常難避免的浪費，因為生病這件事，病患說了算。到了醫院，說你有頭痛，有醫師可以證明你沒有頭痛，是裝病？

你說昨天在家裡眩暈或暈倒、或肚子痛，醫師能怎麼辦？看了半天，只好開藥，如果有人真的裝病，防得了嗎？做超音波、照X光、抽血？那豈不是更浪費。

四、喜歡拿藥囤在家裡比較放心

這種浪費屬於心理層面，自從健保署祭出「雲端藥歷」的管制措施，這些現象應該已經成為歷史，不過醫學上有一種稍微嚴重一點的情況，我們可以了解一下，這就是精神官能症中有名的「慮病症」。

慮病症

精神性疾病裡健保花費最多的是思覺失調症，以前稱為精神分裂症，這是一種重度的精神病。不過有一種精神官能症，和全民健保有關，在精神醫學上稱為「慮病症」。這類的民眾有幾個特點：第一，對自己身體的關注超乎常人，這類病患通常年輕、注重養生、有運動的好習慣、衛生習慣非常好，但是焦慮感高有一點狀況就往最壞的地方想；第二，過度關心身體狀況，他們會讀很多醫學新知，頭痛懷疑腦瘤，胸口悶就認為像胃癌或冠狀心臟病，反正總是往最不容易發生，且不好診斷的病對號入座。第三，很難相信醫生的診斷，常遊走各大醫院。

二〇〇二年，健保大數據發現，有近千個民眾每年就診超過五百次，最高紀錄一千五百多次，健保局請了一些專家訪視、輔導，結果高醫一位有名的精神科醫師發現，這其中有三分之一是「慮病症」患者，後來健保局只好限縮他們的就醫自由，不再讓他們「亂逛醫院」。

看病一定要開藥？

大家喜歡說藥品的浪費，我們來仔細分析，首先是看病一定要開藥？

傳統上醫師認為不給藥，病患就不滿意，這個現象，據說很久很久以前，病患是走進診所，醫生看完診，如果跟病患說「你這個只是感冒，回家多休息多喝水」，那麼病患說：謝謝醫師然後轉頭就走，醫生半毛錢都收不到。於是後來醫師學乖了，就每個病患都給藥，而且不知從何時開始，不論大小病都開幾天的藥，後來有醫師想改除這種習慣，就跟病患解釋不必吃藥，有時要花十幾二十分鐘；醫師想想還是開藥比較簡單。也有病患說，醫生開藥，怎麼好意思拒絕，因此消基會、醫改會皆曾指責藥品的浪費，醫師理當負責。簡言之，看病太容易、太便宜才是原因。自二〇一三年起，健保署有「雲端藥歷」，又全面要求醫生不要重複開藥，問題已經不大。不需要我們這些「小老百姓」來煩惱。

活得愈久領得愈多

從某一個角度來觀察，賣保險的廣告「活得愈久，領的愈多」，在醫療「活得久，花得多」有非常深的道理；反過來說「早一點死比較省錢」，這也不是玩笑話，曾經有人批評洗腎是醫療浪費，是無效醫療。腎病末期，腎功能完全喪失，只好用機器幫病患排毒，正確的說是洗血不是洗腎。這類型病患可以靠洗腎多活幾年或十幾二十年（年輕就洗腎的話）。不洗或沒錢洗腎，不到兩星期就再見。健保每次治療一位病患給付約四千元左右，一週設三次一年約六十萬。在沒有全民健保之前貴很多，一年洗掉一棟房子的人（當時房價沒有今天這麼高）比比皆是，房子賣掉沒錢了，最後就「等死」。有沒有國家施行這種制度？當然有——英國。這次英國「佛性防疫」讓大家大開眼界，不過英國人是醫療倫理的大國，這門學問專門探討生命與道德的取捨。例如疫情高峰時，呼吸器不夠用，醫師只有一台機器時，兩個病患，一位是父親，一位是母親，要選擇誰？一個是八十歲，另一個三十歲，要選誰治療；女王優先可能英國人會支持，其他皇室成員呢？強生首相住進ＩＣＵ，但政府官員有優先權嗎？英國國民保健服務（National Health Service, NHS）有不成文的規定，六十五歲以上的人，原則上不提供免費洗腎。這樣的作法，在台灣行得通嗎？

許多癌症的治療，也只多活個幾年，最近很夯的免疫療法動不動就幾萬美元，另一種是最近才發現的基因療法，針對許多遺傳性、無法用一般藥物治療的疾病，費用動輒幾十萬美元，因此這幾年所有先進國家也都「錢不夠」。總言之，一個文明的國家，生命和錢何者重要？亦是困難的課題，倘若要呵護所有生命，錢永遠是不夠的。

無效醫療

文獻上講的無效醫療不是洗腎，或是醫療上必須使用呼吸器的情況。而是那些科學上已經證明無效，但有些醫師卻還在用的醫療行為，例如感冒是病毒引起的，抗生素是無效的，感冒用抗生素是無效醫療。這當然是浪費；另一種是醫師為了保護自己，比方說病患說頭痛，或剛剛不小心跌倒，可以用專業經驗判斷繼續觀察就可以，有些醫師被告怕了都要病患照電腦斷層，這即是有名的防禦性醫療。這也不能全怪醫師，有的病患纏功一流，硬要免費多做檢查才能安心。有趣的是很多人聽到日本福島的產品就因為可能有「核汙染」而敬謝不敏，殊不知多照一次X光，尤其是電腦斷層，可以讓你的身體一輩子都吃「核食」還有剩。

神奇的「葉醫師」

最後一種也是常被提及的無效醫療是臨終急救或是生命末期的急重症照護。前者就是過去十年來各界力推的安寧照護或善終，除了急性心臟病發作之外，許多病患是生命已經到終了，例如癌症末期、洗腎十幾年又已經九十歲以上高齡等，心臟停止了要不要打強心劑，呼吸停止要不要上呼吸器？過去家屬為了表達孝心，不知道老人家這段是相當受苦的，所以過去幾乎所有人臨終都是上演全套「急救ＡＢＣ」，上呼吸器、打強心劑，升壓劑，只不過多拖了幾天。這幾年來大家慢慢清楚，最後這一段其實是折磨，也愈來愈多家屬接受善終。如果在醫院，最後不再用強心劑、呼吸器而平靜離去；當然最有福氣的是在家裡睡著了，第二天忘了醒就去天國了。另一種更有名也比較難的便是「葉醫師」，其實是一種機器稱為葉克膜，是一種體外維生系統，簡單的說病患靠自己無法活下去，機器幫你撐著，希望你活回來。葉醫師因為救活了政治人物胡志強先生的夫人邵曉鈴女士而聞名。只是「葉醫師」平均只救活兩成的病患，百分之十在第一個月後就死亡，每個月要花一百萬左右。

現在問題來了，費用這麼貴要不要做？這是現代文明社會最困難問題，生命重要，還是錢重要？這個問題如果直接問大家都會說生命重要；如果要你付錢，那就不一定了。意思很簡單，健保有給付，你不必付錢，大家都要「葉醫師」來救。如果沒有健保，一個月一百萬，只有兩成的機會，那就另當別論了。那時就要看自己口袋有多深。

黑白藥丸的試驗

經濟學家在許多年前就解答了這個「生命何價」的問題。實驗是這麼設計的，首先主持人拿了一顆黑藥丸跟受試驗者說：「這顆藥吃下去會死。要給你多少錢？你願意吞下這顆黑藥丸？」簡言之，花多少錢請你自己自殺，你會接受。結果在一般正常情況下，沒有人願意，不論價碼多高。這項實驗證明了「生命無價」。主持人這時又拿出一顆白藥丸，然後問受試驗者一個假設性問題說：「你們每個人都得了絕症會死亡，我手上的白藥丸可百分百治癒，請問你願意花多少錢買？」結果不意外的，生命不是無價，而是有上限價，因為受到個人經濟能力的限制，此外還有付費意願（Willingness to pay）。受試驗者已經八、九十歲，要不要花所有積蓄買不到十年的壽命？青壯年就不一樣了，事業有成、家庭和樂、子女成材的；跟剛失業、失戀、失學，想法也都不一樣。自己付錢時要謹慎考慮；若國家出錢（健保有給付）生命就無價。

西方國家常常用調查或實證來估計生命價值。這樣的實證研究通常收入愈高，醫療費用愈高的國家，生命價值比較貴。以美國為例，用洗腎為標準，多活一年值十二萬九千美元；英國人比較省，對新藥的給付標準，每一年約值三萬英鎊。不過這些數字學術界通稱為「統計上的生命價值」，當有個案發生，人性很容易被當事人的悲慘度與當時媒體報導所影響。譬如一位小朋友摔下山洞，社會可能會花很大的代價拯救，前幾年一群泰國學生足球隊受困山洞長達一個月，出動一萬人以上營救還犧牲一位特戰隊的隊員，不知花費多少物資與金錢，最後拍成電影，成為另一種勵志故事。

早死早超生

二〇〇四年捷克政府因為擔心吸菸導致醫療費用上升，決定提高菸稅。香菸公司做了一個成本效益分析，結果發現多抽菸對捷克政府的財政有利，因為雖然抽菸者在世時醫療費用較高，但是卻死得早，反而替政府省下大筆退休金和未來的醫療費用，以及其他照顧老年人費用。這個故事告訴我們，人死最省錢，可見討論全民健保如果目的在省錢，那還不簡單，將全民健保停辦，回到「吃自己的時代」，所有的醫療浪費、無效醫療、健保會不會破產的問題，一夕之間就消失了，真好，是嗎？此次日本與英國的佛性防疫，有人私下傳這兩個國家似乎想利用這次機會解決「人口老化」的問題，這類傳聞聽起來聳動，不是嗎？可以說文明國家對於生命的尊重，是不會輕言以錢來衡量的。

一九八六年我到哈佛大學公共衛生研究院留學，第一門課的經濟學教授馬克・羅柏特（Mark Roberts）問了一個非常挑釁的問題，他當時問：「我們都知道抽菸對健康有害，許多人提議抽菸的人，醫療保險費要比不抽菸的人高（很像汽車保險的概念）。如果有一天科學證明，抽菸者雖然出險率高於同年齡的不抽菸者，但死得比較早，於是終身醫療費用較低，你怎麼說？」我這位老師真是個天才，十年後，一九九七年，《新英格蘭醫學雜誌》（*New England Journal of Medicine*, NEJM，全世界排名最前面的醫學雜誌）發表了一篇論文，證明了他當年的論點。我們會因此替抽菸者降低保費嗎？當然不會！

這故事再次告訴我們，全民健保講的是生命價值，與社會經濟的平衡，不能以生命無價無限上綱，亦不能只看健保財務。再者這個例子也說明為什麼全民健保不採經驗費率，無法依過去出險的紀錄來調整保費的計算基礎。

醫療浪費的問題如何解決，主要依其型態有下列兩種方法：

1. 增加看病／拿藥／檢驗的部分負擔，在就醫時負擔加重浪費自然減少。可惜，全民健保的主要目的在於消除就醫的經濟障礙。部分負擔訂低了，對抑制醫療浪費無效；訂高了對經濟弱勢或久病、重病者極度不公平，也違反健保的保障精神。

2. 限制就醫。全面停止目前自由就醫制，可學習英、美、加強迫由家庭醫師照顧，有需要才轉診；亦可學德國制，固定看一位醫師，負擔低，再多看一位醫師要加價收費。

上述兩種方式，一個從價格著手，另一個從就醫自由度開始，有其效果也會有一定程度的無效，原因很簡單，因為健保本來就要大家有病能「無經濟上的顧慮」好好的看醫師；只是所有的良性美意都有其後遺症。所以一個國家開始施行全民健保麻煩就沒完沒了。另一個方式有關就醫自由度在後續章節再討論。

要保障還是要不浪費？為什麼台灣的健保浪費是許多人最關心的問題？要回答這個問題之前，先探討一些對健保的迷思。

第二章

迷思

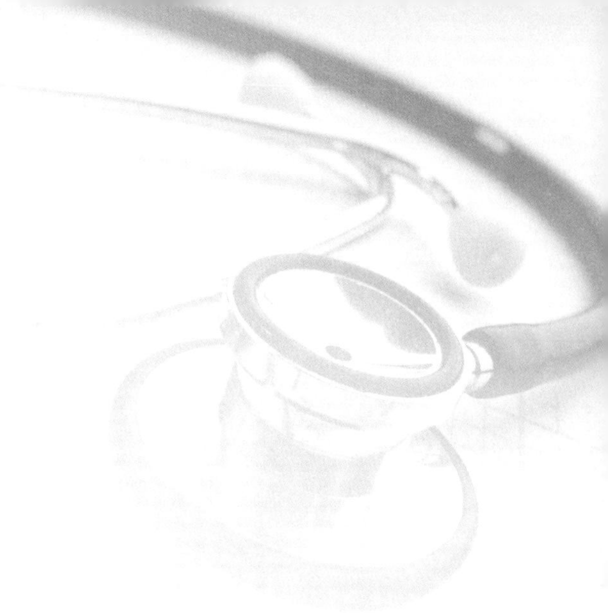

2030

有人信以為真，但實際上是錯誤的。

保險與福利之爭

許多人對全民健保的批評，來自於「是保險還是福利」，最具代表性的人物是台北市長柯文哲。柯P在許多場合都這麼說：「全民健保最大的問題，一言以蔽之，就是以社會保險的錢做社會福利的事。」是社會保險就不應該保那麼多，是屬於社會福利就不該錢那麼少；因為錢少就來壓低成本，造成醫護人員血汗低薪。

柯P的主張直接打中問題的核心，主軸是錢不夠不能給這麼多福利；否則會擠壓醫護人員，這個作法短期還可以撐，久了會出問題。不過我接觸過許多人，他們也認為健保歸健保，福利歸福利。但切入點不一樣，其中最重要的論點是，用得多的人費率應該比較高；反過來說，沒使用的人應該降低保費。在商業保險稱為「經驗費率」或依風險決定費率。後者又以李登輝總統為代表，他在任內多次指示衛生署研議沒有使用健保的民眾如何降低保費。

在討論全民健保很多人會以商業保險的思維來評論，其中最具代表就是「經驗費率」。我們保汽車保險都明白，若出險率高，第二年保費要漲價；反之，都不出險費率可以有折扣。李登輝總統的觀念應該與這個想法有關。不過這個難搞的健保局不太聽話，開辦以來，從未因民眾看病太多而提高費率，也不曾對沒使用過健保卡的民眾調降費率。

我胖，我沒罪

我們前面舉了捷克為例，除了抽菸之外，另一個常被拿來舉例就是肥胖，因為醫學上證明比較胖的人容易有三高（血壓、血糖、血脂），有三高的人容易有各種心血管疾病以及糖尿病。總之，生病的機率比不胖的人多，醫療費用就高，所以每次談到健保財務問題，就會有人要胖子多繳健保費。

量能付費

我們都知道全民健保是強制納保的社會保險，世界上只要想達成世界衛生組織「全民醫療覆蓋」的目標，大部分都有強制納保條款，不論公辦或民營，因為是強制，所以健保費也是一種稅，大部分的受薪階級交的保費是薪資稅，其他勞工、農漁民、退休人員，交的是固定金額的人頭稅。

除了因為稅的本質而採量能付費（原則上低收入者除外），更重要的是全民健保，一旦採「經驗費率」便會有幾個後遺症，首先是「帶病投保」。

帶病投保

「帶病投保」這個名詞是商業保險用法，我們去買保險時（例如癌症險），一定會有一個條款，投保者不能已知有病才去投保。全民健保如果採用同樣的原則，立刻會產生一個現象，首先是生下來就有先天性遺傳疾病，就無法加保，因為保費會是天價；其次，所有癌症、或有中風的病患生病之後，保費立刻飆漲，變成無法加保。這是美國制度的最大問題，您若有機會聽美國人討論他們的健保，焦點之一就是有病在身的人無法納保；除非讓自己破產才能用州政府辦的低收入戶保險納保。

年輕人是救星

既然無法採用經驗費率，全民健保要能「活下去」，就必須把年輕人拉進來，否則很難辦得起來，這就是有名的「跨世代補貼」。簡單的說，全民健保是靠不生病的人補貼生病的人，以及「有錢人補貼窮人」才辦得起來。而生病剛好和年齡有關，我們人的生病機率，很像耐吉曲線（圖1），所以醫療支出也是，差不多十五歲到三十歲左右最健康，以後就逐年上升，這裡講的都是平均，都有例外，當然有年輕多病和老當益壯，所以才會用保險來保障例外，因為，一旦生大病，就有付不起帳單，甚至破產的風險。

社會保險的老祖宗是德國，十九世紀鐵血首相俾斯麥創立的那個時代（以及以後大約一百年間），年老了就沒有收入，所以年輕力壯來補助年老體弱，沒什麼不對。

但是一九八〇年代以後，世界變了。過去三十年間，突然資產價格暴漲，年輕力壯賺不了多少錢，反而銀髮族握有資產。我的一位好友，曾擔任健保署主祕的吳憲明先生曾自嘲說退休後

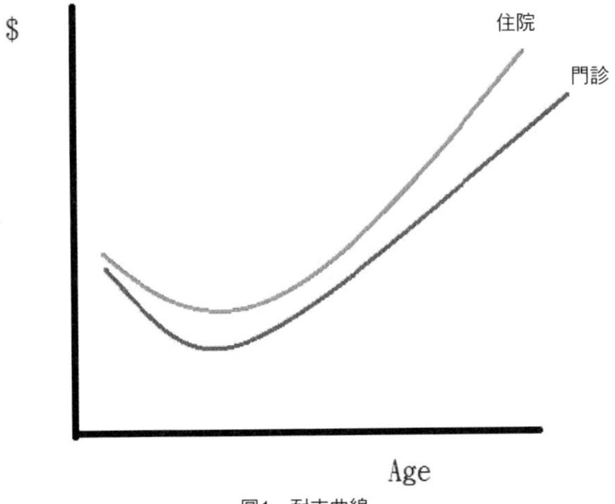

圖1　耐吉曲線
（戴志凌製表）

是「度日如年，坐以待斃！每天都像在過年，坐著等領新台幣」。許多退休人員每月都會參加一團國外旅行團，平心而論，辛苦一輩子，兒女長大成家，開始有錢有閒，趁著還可以動，好好享受一下，不但應該，更要鼓勵才是。然而過去很多政策皆是假設老而窮，需要政府補貼，例如台北市搭捷運的悠遊卡有名的三聲無奈，公保滿三十年免保費，這些政策都有其歷史。個人以為，下次健保改革要好好的替年輕人想想。要不然，年輕人一造反，全民健保就垮了！

雪山上的烏魚子

有一年，兩大衛生署長葉金川和楊志良一起去爬雪山，在有名的三六九山莊，烤起香腸和烏魚子，羨煞其他山友。有一次我和一些朋友分享這個故事，反應不一，有人佩服體力好，有人羨慕在山上，還吃這麼高檔的料理，但也有人說好浪費，「爬山不是為了運動健身，吃的應該愈簡單愈好？」

有一次讀了一位山友帶著國小女兒爬大山的故事，發現他只帶簡單的滷肉飯，我內心有點慚愧，但是沒有超過三分鐘，過幾天大夥去爬山，又是大吃大喝。

有一次，一位中南部上來的朋友，跟著我們一起爬台北的郊山，知道我們每週都這麼吃，事後跟我說：「你們好浪費！」

從小，父親就教我這句台語俗諺「一樣米飼百樣人」，他小時候傳授給我許多人生的智慧，許多道理要到中年以後才明白。依據父親教我的這句話是說社會上什麼樣的人都有，每個人有每個人的想法，管好自己就好，他又教我「一枝草一點露」，說天無絕人之路，只要你肯努力。

不過傳統文化，基本上是獨善其身或明哲保身是「日頭赤炎炎，隨人顧性命」。一個社會要富足安定、繁榮一段時間之後，才會想到兼善天下。

領隊大人

我有一群山友，每個星期爬台北的郊山，我們的領隊非常英明，所以大家稱他為「領隊大人」。他有一個特異功能，就是永遠找得到一個路線，大約走個三小時，然後在終點附近覓得美食，每個人幾百元，十個人湊起來就是非常豐盛的一桌。有一次他請假，我們只有三、四個人，在陽明山上隨便找一家野菜餐廳，沒那麼豐盛，但是每個人的花費比平常多。有了那次經驗，我就仔細觀察，他每次收錢都是整數，有時多，有時少，多也不退，少也不補，從來也沒有人批評過他「A錢」，也不會說經營不善而虧損。後來大家乾脆交一筆基金，給他太太管，帳目清清楚楚，一群人快樂的假日在山區享福了十幾二十年。這群人，有一個愛喝酒的，我們知道山上酒比菜貴，也有一位愛吃肉的，其他人愛吃野菜，如果認真算，吃肉喝酒的，難道不應該多出多一點？不過這群老朋友，從來沒有計較過。

別人在浪費

爬山、聚餐用的是自己的錢，一群人如果情感不夠深，彼此互相計較，怎麼可能不吵架？只要一句「每次肉都是你吃的」「少喝幾杯行不行？酒很貴呢」，馬上就拆夥了！十幾個人的團體況且如此，何況二千三百萬人？過去二十年來，我最常聽到對全民健保的批評就是浪費。這個問題沒有仔細討論，無法解決所有人對健保的心結。

我們先說段有趣的歷史，二〇〇一年，我剛接任健保總經理，準備要調高保費，但是民意一片反對聲浪，其中最重要的是「先節約浪費再談漲價」，所以我們當時就做了一個民調，問說：「您認為，誰在浪費健保？」結果發現，百分之九十的人認為「別人在浪費健保」。

美國的心理學界曾做過一個調查，問說：「你認為你的智商是低於平均？差不多是平均？還是高於平均？」結果很有趣，大部分的人認為他（她）的智商高於平均，心理學界很早就發現，你只要問正面的提問，大部分人認為自己優於平均，如果問的是負面「自己當然低於平均」，這是人類生存的方式，心理學稱為「自衛機制」，遇到問題，會否定（不肯承認），會投射（說別人也這樣），會自我安慰，會惱羞成怒，不一而足。

進一步仔細問，那麼別人是誰？排行榜的第一名，當年就是「老李」，離鄉背井數十年，為國效勞，最後流落異鄉，國家當然要提供免費醫療，但是只要「老兵帶著一箱的藥回大陸」，一上報刻板印象就形成了。第二名，就是僑胞。

生病了，飛回台灣！

公元兩千年，第一次政黨輪替，又帶動了一波移民潮，這次的熱門地點是紐澳，當年有一位常在《民生報》寫一些醫療趣聞的在基層服務的王英明醫師，講過兩個有趣的故事。

第一個故事是有關候診的耐心，王醫師說有一天，他的門診來了一位媽媽帶著小朋友來看診，診斷是異位性皮膚炎，他知道這種過敏性的疾病，不是開藥就可以，所以多花了一點時間，跟那位媽媽解釋這個疾病以及如何照顧小朋友，沒想到，突然診療間的門被打開，下一個等待的病患衝進來，先罵病患說：「妳有沒有公德心，看個病看這麼久！」再罵醫師：「你到底會不會看病？」這已經是上世紀的故事了，說明有些人，還真沒耐心。

他後來寫下了這個有名的故事：「有一位朋友移居紐西蘭，被魚刺哽到，去看醫師，被告知要轉診，結果耳鼻喉科醫師去度假，他就買了機票飛回台灣，不到兩小時就搞定，還可以順便探望親友。」

這些故事有兩個面向，第一、搭飛機回台灣，比較划算是怎麼一回事？我們後面再討論，第二、僑胞回台浪費我們的健保！

這次疫情有一對夫妻已經有症狀仍搭機返台，害得兩班班機的機組人員及同行者被隔離。後來發現他們去美國三十年，期間鮮少回台灣，也沒繳稅。

這類新聞報導，都在傳遞民眾的不平——「這些人平常住國外，也沒繳稅，一生病就回來，用我們的健保」。

許多醫師都曾抱怨，有些人一看就知道是國外回來的，會說一些明明沒有的症狀，要求檢查東檢查西，而且什麼藥都要領！好貪小便宜，也許是一種人性，然而少數人的行為，常在社群之中流傳許久，形成刻板印象！

最近我發現台北街頭許多垃圾桶不見了，其實，又髒又醜的垃圾桶移除之後，市容反而變乾淨了；不過，聽說背後的原因是有許多人把家庭垃圾拿出來倒！

還有一種人，愛貪小便宜也就罷了，還會吃好逗相報，聽說，回台裝病換免費檢查，就是「很聰明的人」想出來的，而且回美國之後到處炫耀，搞到最後，變成「常識」，這些被壓榨已久的醫生看在眼裡，怨氣就到處流竄！

第三種最被人詬病的「別人」，都是鄰居，也就是隔壁的阿北、阿嬤，三天兩頭就跑醫院，領了一堆藥也不吃，好浪費，你知道全台最浪費的診所在哪裡？

我當然不能講，不過，可以透露一下，什麼地方有特權，什麼地方最黑暗。那種浪費的程度，不是我們這些小老百姓可以想像的。十八年前，某個民意代表在議場被打了一巴掌，就到國立醫院照電腦斷層，轟動一時，這位政治人物，可能不知道，照一次電腦斷層等於每天吃十頓的「福島核食」吃一輩子！

近年來，民意代表在急診室霸凌醫護人員，都僅是冰山一角，議員的助理拿著議員的健保卡，到公立醫院領藥，哪一家醫院的醫師敢依醫療法的規定「醫師非親自診治病人，不得……」而不開藥？這些助理想開什麼藥，就開什麼藥，許多公立醫院都把費用吸收了（因為怕健保署的審查而放大扣款幾十倍）。公立醫院的院長都知道，派去議場的醫師，要靈活而可以服侍「大爺們」的，卻不是醫術高明的，因為太會看病的醫師，專業意見太多，反面容易和「大爺們」起衝突，寫了這麼多，您一定納悶台灣健保這麼浪費，怎麼辦！我們接下來會探討。

第三章

有樣學樣

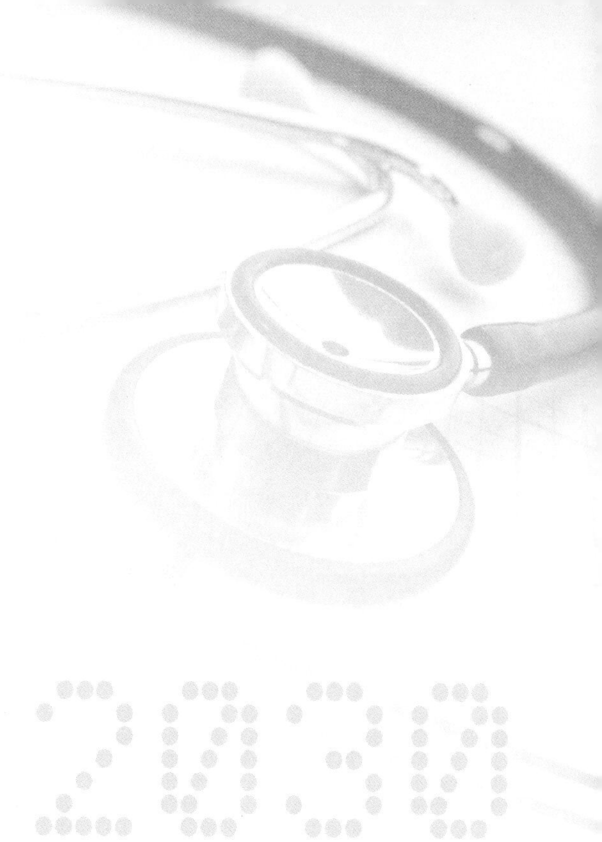

台灣俗諺：「有樣學樣，沒樣自己想。」

意指裁縫師有現成的樣式照著做；沒有就只好自己想。因此，要探討全民健保的任何制度，全世界過去三十年來俯首可拾，只要認真研究都有。我們抄就可以，不須自己想。

上兩章我們討論大部分人對於全民健保的看法，最重要的就是「浪費」，並且是別人看病很浪費，所以在還沒有節制浪費前，不應漲價，這就是全民健保每幾年都要面臨的問題。我們先探討全世界哪些制度最不浪費，有沒有值得我們借鏡的？

不能吃大鍋飯

上世紀末，全民健康保險的議題是立法院的質詢重點。當年擔任立法委員的郝龍斌提出「醫療儲蓄帳戶」，當時獲得社會上許多人支持。這項由新加坡提出的制度在上世紀末風行，號稱是最符合華人文化的醫療制度，當年新加坡的醫療儲蓄帳戶火紅，全世界都在學習。據說九〇年代李光耀曾經跟中共總理朱鎔基說「中國人不適合西方的社會保險，一定會因吃大鍋飯而破產」，後來中國大陸就把醫療儲蓄帳戶引進醫保（相當我們的勞、健保），一直到今天。

最完美的醫療制度？

受到新加坡的啟發，中國大陸在上世紀末設計了一套號稱「最符合中國文化的醫保」。制度最重要的設計是納入醫療儲蓄帳戶，由勞工每月自付薪資的二%，雇主補助六~十二%，當成個人帳戶。發生醫療費用時，先用自己帳戶的錢，用完之後才能申請「報銷」。報銷，台灣稱為核退（Reimbursement）是自己先付錢，事後再申請保險給付，這是私人保險的做法；在公辦的社會保險，大部分國家已經不用。這種報銷制對保險公司有利，因為民眾不知可以拿回多少，所以能省則省。保險公司在理賠時能摳則摳，因此爭議多。遇到重大傷病費用龐大，許多人必須先借錢，這是為什麼中國大陸醫院的繳費窗口，民眾是幾萬又幾萬的人民幣在付錢，原則上「帳戶」的錢先用，用完之後才能報銷，所以稱為「最不浪費，又有保障」的醫保。

這項設計從保險公司（就是政府）的立場非常理想，永遠不必煩惱健保虧損，亦不必煩惱健保會不會倒，而是把生病的財務責任由人民負擔。這種制度的缺點是用執政者的角度來看健保，人民是否受苦不在執政者的算盤中。如果有機會讓您選擇在世界上任何一個制度掌舵，當然要選在獨裁或集權國家，一來保證賺錢，二來社會地位高、權力大，而您的親朋好友都可以得到一流的照顧。

大國醫改

二〇〇五年春，在實施以醫療儲蓄帳戶為基礎的新醫改，全面實行五年之後，在中國大陸當年的兩會期間，代表們都在談「看病難，看病貴」。七月由國務院發展研究中心研究員葛延風主持的「中國醫療衛生體制改革」課題組發布了研究報告，結

醫改

醫改——全名是醫療體系的改革（Health Care Reform），全世界對於保障人民免於生病時造成財務負擔，基本上都呼應世界衛生組織定義的全民醫療覆蓋（Universal Health Coverage）。希望全球在二〇三〇年之前都能達成：

1. 生病時能及時得到醫療照護；2. 看病的財務負擔不能高。

這個目標在是世界主要國家有四種模式：

1. 英國以及共產主義國家的公醫制度：公辦公營，以稅收支付的醫療體系。
2. 北歐的福利制度。
3. 德國、日本、台灣、韓國的全民健保。
4. 荷蘭、瑞士、澳洲的多元保險人制。

國際討論這些問題都稱為「醫改」。台灣大部分人只知全民健保，不知有關健保改革，國際上均稱為「醫改」。

論為「我國（中國）醫改基本不成功」。報告指出「當前醫療服務的公平性下降和衛生投入的宏觀效率低下」，得出此結論，「即醫療衛生體制出現商業化、市場化的傾向是完全錯誤的，違背了醫療衛生事業的基本規律」。研究表明「當時全國老百姓當中四十九％的人有病不敢去醫院，二十九％的人該住院不住院，八〇～九〇％的醫療消費完全由患者個人負擔，而各方面反映看病難、看病貴的問題已經充分說明了醫療改革的『不成功』。」這段論述的白話文：「醫改失敗！」中國大陸自一九七八年改革開放之後，一共進行了許多次醫改，套一句大陸學者的批評，四十年來是把醫療的財務責任轉嫁到人民身上。財務責任在人民身上當然不會有浪費的問題，就如同你家有過期食品是你家的事。只有當大家吃大鍋飯才會衍生浪費的議題。

新加坡——成功的「國際行銷」

新加坡在上世紀末一直在國際上宣傳醫療儲蓄帳戶，因為星國的經濟發展在亞洲四小龍中名列前茅，其菁英政府是全球取經的熱門地點。所以當年新加坡大大宣傳醫療儲蓄帳戶，有效率、不浪費，品質佳的特質，讓國際社會大為驚豔！

因為星國以更低的花費（GDP四．五％，二〇一八年），可以有如此亮眼的表現，世界各國趨之若鶩。這股哈星潮，除了中國之外，也吹到美國，而甫開辦剛滿五年的台灣也跟著流行。據說，當年新加坡政府曾抱怨，要台灣的各級政府單位，不要再來考察了！因為各級政府興起一陣向新加坡學習的風潮，幾乎每星期都有一團來自台灣的考察團，考察的重點之一就是「醫療儲蓄帳戶」。

冷笑話，小白長得像他哥哥，打一個成語。

真相大白。

二〇〇二年世界衛生組織發表了一篇醫療儲蓄帳戶的研究報告：〈醫療儲蓄帳戶：國際經驗〉（Medical Savings Accounts: Lessons Learned from International Experience）。結論：新加坡醫療體系的成功，並不在於醫療儲蓄帳戶；而在於政府英明的領導……。新加坡的醫療體系有幾個重要的構建，首先是有效率質優的公立醫院系統；其次是星國國民住院可以得到八成左右的補助；最後才是有名的3M（Medisave, Medishield and Medifund）。醫療儲蓄帳戶（Medisave）只是其中一個小環節，這個小環節，根據世界衛生組織的研究報告，它相當於一種結合強迫儲蓄的自負額制（Deductible），這種制度在私人保險非常盛行，扼要地說就是民眾在一定的額度內，先花自己的錢，之後才能申請保險給付（理賠）。

二〇一〇年世界衛生組織又發表了一篇短評〈醫療儲蓄帳戶，風險在哪？〉（Medical Savings Account: What is at risk?）。結論是最大風險在於國際上原以為醫療儲蓄帳戶可以減少浪費，並抑制醫療費用的過度成長，可以彌補一般商業保險的缺陷；而實際上，從國際經驗來看，雖可看到一些地方效率提升，但其他地方反而效率更低、費用更高。而造成保險保障範圍愈來愈縮小，失去原來全民醫療覆蓋的目的。

新加坡是極少數國家認為醫療保健基本上是個人責任，而非基本人權。

所以新加坡是把責任推給人民，但他們做對了幾件事，首先星國是個城市沒有鄉下，也沒有偏遠地區，所以只要把醫院管理好，不像我們又有山地，又有離島，還有花東。屏東縣有一個獅子鄉，當地人曾經開玩笑說：看到獅子比看到醫師機會高。其次，新加坡政府把六個人一間房的普通房，訂價訂得很低，

自負額

自負額（Deductible）是保險常用的觀念。簡單的說是被保險人出險之後要自付一定金額後，保險才給付。制度設計的原因一方面是保險的行政成本高， 一點小錢要申請核退，保險公司還要審查，雙方都不划算；另一方面，一點小錢就理賠，民眾容易有道德危害。以汽車保險為例，開車會稍微比較不小心，反正出事有保險給付。自付額用在納稅就是免稅，英文一樣但是主客易位。

所以全民都可負擔，從這個角度而言，他們實施的是半套的英國式公醫制，英國公醫制度從基層醫療到醫院，從出生到生命終了（From womb to tomb），一毛錢都不必出。星國只補貼住院，門診靠自己，因為星國不提供免費的家庭醫師，所以看病必須用自己的醫療儲蓄帳戶來付費。許多民眾會買商業保險，因為如果要住兩人房或單人房，收費很高，不像台灣只加幾千元的病房費，星國是所有的醫療費用都升級，一般門診診察費要幾十元星幣。這是為什麼二〇二〇年武漢肺炎，星國總理李顯龍率先拋出「輕症不要去醫院」，星國政府隨即推出看病政府補貼，一般人十元星幣，老人五元星幣。在這樣的制度下，星國的醫療制度有效率、質優不浪費，在國際上有名是有其道理，但並非因為醫療儲蓄帳戶；不過國際上沒有一個「新名詞」，要推銷自己的制度很成功還是很難，我們只能佩服星國政府超級的行銷能力。

所以，我們如果要學新加坡只要看看對岸就清楚。當年宣稱設計了一套最適合中國人的制度，才五年就宣布破功，至今難解。中央健保局首任總經理葉金川教授在二〇一一年評論中國於二〇〇九年推出的醫改說：「沒有去關心最根本的問題，中國醫改只要沒有碰觸公立醫院改革與藥品流通就不可能解決民眾負擔太重的問題。」

二〇一八年大陸在「藥品採購４＋７」擴大方案，在藥界丟了一顆重磅炸彈。我一位在大陸藥界高層服務的好友說：這次的改革是「地動天搖」。一顆治療Ｂ肝的藥品由八十元人民幣降到幾毛錢，降幅高達百分之九十。在醫保集中採購的威力下，首批二十五種藥品平均降幅高達七、八成，總算邁開改革的第一步，只是已經又過了十年。大陸看病便宜嗎？只要問您身邊台商朋友就知道！

美國經驗

引進醫療儲蓄帳戶最積極的國家之一，還有美國。不過美國是多元保險制，政府除了老人與低收入戶之外，不介入醫療保險市場。由雇主和個人自行選擇市場上各種保險。

美國是全世界最貴、花費亦最高（圖2）的健保制度，整體公共衛生指標亦

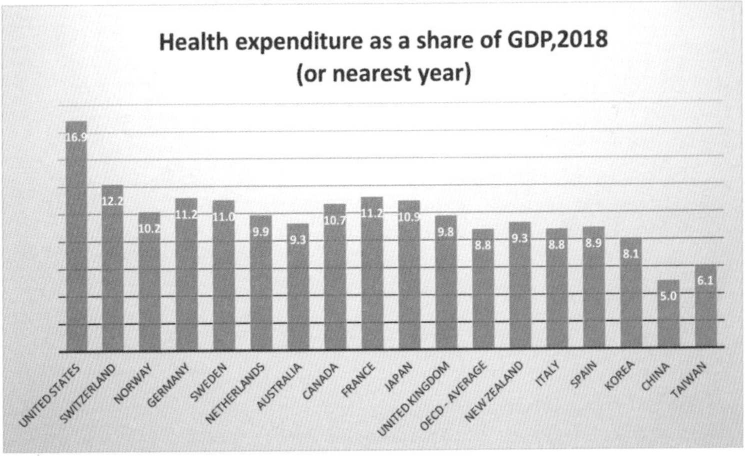

圖2　二〇一八年各國醫療保健支出占GDP比率
資料來源：OECD.org http：//www.oecd.org/health/health-systems/

不突出。台灣自從有了全民健保之後，已經沒有哈美族；反而是常聽到抱怨，在美國的僑胞平時不繳稅，生病時回來用健保。早期有人回國才復保，出國就停保，把制度的善意濫用到極限。這些年來因媒體大幅報導後，全民健保也設下六個月等待期以及短期出國不得辦理停保的規定。

最早發現台灣健保比較好的知名政治人物是前行政院長唐飛將軍，他在二〇〇二年春，講了這段話：「過去一年多時間在國外，感覺到『外國的月亮不一定好』，在國外就很難找到像台灣這麼好的健保；雖然健保也有一些問題，但以這樣的負擔水準，卻能得到這麼好的照顧，非常難得。」

美國的醫療浪不浪費？「那麼貴，怎麼可能浪費」，您可能這麼想。「貴」這一點是沒錯。二〇一八年美國的健保費平均個人約一年七千美元，一家四口一年近二萬美元。美國以十六・九%的GDP用

原廠藥及學名藥

原廠藥（Brand-name Drugs）

是指藥廠研發、生產上市的新藥；一般在核准上市後會保有二十年的專利期。

學名藥（Generic Drugs）

是當原廠藥過了專利期，任何藥廠都能生產的具有相同主成分、相同劑型、相同劑量及相同給藥途徑的藥品。

在醫療，居世界第一，並遙遙領先第二名的瑞士十二．二％，大部分的西歐國家在九～十一％之間、韓國八．一％、台灣六．一％。

美國人看一次病，平均一般科要花一百美元，其中自付十五．二五美元、其他專科（五官科、皮膚科、癌症專科）自付三十～五十美元，八十五％的美國人投保的醫療保險都有自負額（deductible），平均在二千六百多美元，也就是說，這個金額以內要先自付之後，保險才開始給付。此外，領藥也部分負擔，從最便宜的學名藥三到五美元到原廠藥的幾十美元不等，最新的免疫療法，不一定給付，如果有，部分負擔在幾十個百分比。這些動輒幾萬美元的最新療法雖有保險給付，但二、三十百分比也要約幾十萬台幣，口袋不夠深都負擔不了。

這樣的制度，當然不會逛醫院，因為都必須轉診，當然不可能小病就到大醫院，每次拿藥都要錢，又那麼貴，當然不浪費。

錯誤的制度

有句名言「錯誤的政策比貪汙還可怕」，意思是決策錯了，投下去的資源不只百分百浪費了，還要收拾殘局，其間接的損失和社會成本難以估計。在全民健保這一行，我們可以說「錯誤的制度，比浪費更可怕」。

知名的美國經濟學家，倫哈德博士（Prof. Uwe Reinhardt，一九三七—二〇一七），因對我國全民健保的貢獻，獲總統授勳，他的遺作《被高價逐出：美國醫療體系的經濟與倫理成本》（*Priced Out : The Economic and Ethical Costs of American Health Care*），很清楚的指出，美國的醫療費用超高的重要原因之一是健保制度太複雜，結果是行政管理人員大增，每一個醫生要有十六個助理，其中，只有六位跟醫療有關，十位完全是行政人員。知名的杜克大學醫學中心，九百五十七床需要有一千六百人專門處理保險申報。美國的開業醫師，平均每年要花八萬美元的支出和保險公司打交道，其占醫療費用的比例，是社會保險制度下的德、日、加、韓的好幾倍。

健保行政費用占總醫療費用的比例是多少？德國四．八%、荷蘭三．九%、瑞士三．八%、日本一．六%，美國公辦的老人健保（Medicare）和低收入保險（Medicaid）約二～五%，但私人商業保險高達十三%，台灣不到一%。有沒有搞錯！台灣以不到百分之一的行政成本一年大約六十億左右，就可以運作如此龐大體系？中央健保署的行政費用太低，當然不完全是正面的，要看社會對於這個機關怎麼想，但我們成本超低，這是事實。

美式的浪費一年多花多少錢？根據美國科學院的估計，這個浪費大約每年一千九百億美元，折合新台幣約六兆左右，然而這種天文數字台灣人不會有感覺，除非有雙重國籍或長住美國。本書只是要大家了解，制度的浪費是國際學者認為最大的浪費，當全民健保制度設計做對的時候，這一大筆的錢就省下來了。可惜這筆錢大家看不到也摸不著，更無法拿來分，那麼到底藏在哪裡？我們在後面的章節再詳細說明。

中國式的浪費——不可說

中國式的浪費，請詳《大國醫改》（朱幼棣著，世界圖書，北京：二〇一一），裡面有幾十個故事，這裡說不盡道不完，從某個角度而言，也是制度造成的浪費，不過道理和美國不一樣，美國的制度，再怎麼不好是公開透明的，兩黨可以辯論，人民基本上有選擇。中國式的有太多灰色收入，即是檯面下的交易，在官方統計是看不到的，唯有受苦的人民，有人將故事寫下來，我們才能略窺一、二，我們就心照不宣。簡言之看病難，看病貴，背後是龐大的政商利益，犧牲的是人民的權利以及寶貴的生命。

筆者在二〇一〇年汶川大地震期間，正好到大陸考察醫療體系，有機會在上海及南昌參觀了最新的醫院，一個在浦東、一個在贛北，在浦東的醫院，我一輩子難忘。一進大廳是最新的建築，一樓是美容及皮膚部門，往來的病人都是穿著時髦的仕女居多，空間寬敞舒適。我好奇的走到二樓開刀房，外面的家屬等候區是另一個世界，非常安靜的坐滿了幾十個鄉下人，皮膚黝黑，穿著一般農民的粗布服，帶著焦急的表情。我在一樓收費窗口觀察了一會，這些鄉下來的農民是幾萬幾萬人民幣在交保證金。

一病回到解放前

在一九八〇年代，台灣醫院也收保證金，因為怕病患賴帳或落跑，全民健保之後就消失了。二〇一〇年，大陸聲稱已經施行全民醫療覆蓋，為何要保證金？我的朋友給我解答，他說這家位於浦東的醫院是新開的，業績還沒上來，北上廣是醫療資源最豐富的城市，有許多「外省」來的病患，上海浦西的醫院人滿為患，都疏導到浦東。而幾萬元的保證金，通常兩天要繳，因為醫療費用昂貴，這些外省鄉下來的，都是全村（家）籌錢來這裡看病，他們的新農合（農保），這麼貴的醫療費用是不能報銷的，難怪會有順口溜！

「辛辛苦苦幾十年，一病回到解放前」，以及「救護車一響，一年豬白養」最為傳神。

我們花了許多篇幅從醫療儲蓄帳戶，一路從新加坡走到中美兩大國，發現愈看問題愈大。被「誇大藥效」的醫療儲蓄帳戶似乎是一條死胡同。那只好另闢途徑，正確的說，是大多數國家採用的制度——轉診制度。這種制度，簡單的說，是強迫有病先到基層診所，最好是固定的家庭醫師，有特殊狀況才轉診給專科醫師或大醫院。這樣的制度，立刻解決小病看大醫院以及逛醫院所引起的浪費，奇妙的是，從健保規畫的三十年前轉診制度就寫在規畫報告中，三不五時也有學者專家出來呼籲，不過二十幾年來，還沒有一個政治人物敢輕攖其鋒。台北市長柯文哲是這樣的制度的倡議者，有一天他當上總統時，我們就知道在野時和執政後立場一不一樣！

第四章

錯誤的決策

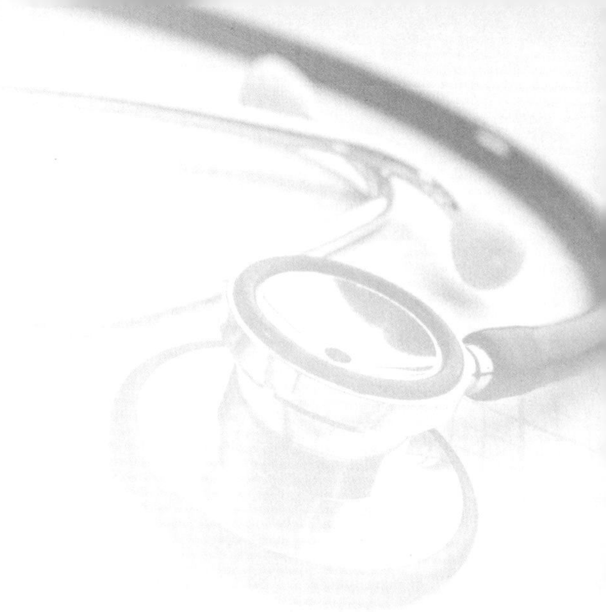

2030

錯誤的決策比貪汙還可怕。

台灣人喜歡抱怨我們的健保很浪費，但看病方便到可以任意逛醫院。看診、檢驗、拿藥又便宜，居然比全世界大部分體系便宜好幾倍，那麼應該檢討的好像不是我們，應該問的是別的國家怎麼了？

這個重大的差異，主要在制度，全球的醫療健保制度有三大主流，第一種是美國為代表信奉「市場經濟」派，這是右派，大部分新興國家還在追求經濟發展的，很難同時照顧到人民的醫療，都是這個路線。近二十年來最具代表性的國家之一就是中國大陸。第二種是共產主義／社會主義，這是以國家來經營提供所有醫療服務。所有的共產國家以及北歐、英國為代表的歐洲國家都是這條路線，這是左派。第三類是社會保險，國家以德國為代表。以法律規定全民納保，可以公辦，也可以是民營，也可以為混合制。多數西歐國家、紐澳、加拿大，以及台日韓皆屬於這種系統。架構上，還要再區分為資金來源，以及醫療服務的提供。

錢靠一般稅收，而醫療服務由政府經營就是共產主義／社會主義。錢靠保險，人民要交保費，但法律規定強制納保，就是社會保險。至於醫療服務在社會保險之下，大部分國家是混合制，有公辦、有民營、有營利，也有非營利。美國是保險採公辦／民營的混合制，醫療服務也採混合制的國家。絕大多數的人民保險是買商業保險，只有老人保險（Medicare）與低收入保險（Medicaid）是公辦。中國大陸的醫保（包括公務人員，一般勞工，城鎮居民以及農村）是公辦，但也開放商業保險，醫院九成左右是公營；但改革開放後，這些公立醫院幾乎只以賺錢為目的。套句大陸學界的批評「已經失去公益性」，是戴著公立的帽子，搶錢和一般民營醫院一樣凶的中國式社會主義。

制度性的浪費

因為制度上的特質而造成的浪費，不會直接反映在看病行為，只能從大數據來觀察，所以國際上看三大指標：一、整體支出（醫療總支出占GDP的比例）；二、個人支出（扣除保險之外，病患自己要自掏腰包的支出，稱為Out of Pocket, OOP）；三、醫療體系的效率，通常看等候時間。例如非緊急手術（如心臟支架、置換關節）要排多久時間。

自由市場浪費的代表——美國

美國是自由經濟制度的代表，完全不相信社會主義。二〇〇九年歐巴馬總統強行通過歐記健保（Obamacare, Patient Protection and Affordable Care Act，簡稱ACA），勉強往全民健保的道路前進。然而代表共和黨執政的州也一直在上訴想要翻案，二〇一九年已有好幾個判例說違憲，目前還在最高法院審理中。這場世紀之戰還有得看，重點是美國醫療支出超過百分之十七的GDP，遙遙領先第二名瑞士的百分之十二。OECD（國際經濟合作組織，或稱已開發國家俱樂部）平均為百分之十左右，這麼貴，看病又要轉診應該不浪費吧？答案似乎是否定的。依據美國自己的研究（Waste in the U.S Health Policy Brief, Dec. 2012, Health Affairs），美國的醫療約有三分之一是浪費的，這個金額以二〇一一年為例，大約九千一百億美元，這個數字有多大？全世界只有十五個國家GDP（國內生產總毛額）比這個數字大。台灣的GDP二〇一九年是六千億美元左右。如此大的金額，才是真浪費！

一般經濟理論認為自由市場的競爭可以讓效率最高；不過經過幾十年的實證研究，絕大部分的國際專家皆贊成，醫療健保體系不適用一般經濟學的市場經濟理論。美國醫療保險制度的「市場失衡」是最重要的證據。

二〇一八年美國有雇主的勞工平均一年花在醫療支出大約二萬三千美元左右，其中，雇主補貼的保險費一萬五千美元，自付保險費四千七百美元，看病／拿藥的其他支出約三千美元，所以是非常貴的體系。這還是有保險的家庭，許多低薪勞工，雇主是不給健保的，這是近二、三十年來美國的另一個現象「有工作但沒健保」，生病了靠自己，錢花光了，破產就進入州政府的「低收入保險」，所以還是有一些保障不會因貧窮而沒地方看病。美國保險邊緣人的悲歌，有部電影《愛在心裡口難開》最為傳神（這部一九九七年的電影，兩大巨星傑克．尼可遜與海倫．杭特主演），劇中傑克．尼可遜是一名患有潔癖強迫症的作家；海倫．杭特演一位在餐廳工作的單親媽媽，因為小孩有氣喘，她買的保險是當年有名的健康維護組織（HMO），號稱最有效率、不浪費的制度，結果她的小孩氣喘無法給專科醫師看診，三天兩頭跑急診，每天生活像打仗一般。海倫杭特在劇中一句「Fxxx the HMO」的美式國罵，當年美國電影院裡，觀眾忍不住鼓掌叫好，轟動一時。

全民健保規畫時期（一九八八至一九九四），台灣還有許多美國制度的信徒，二十多年下來，已經很少有人宣揚美國月亮比較圓，我們花了這麼長的篇幅來介紹美式浪費，是要說明比起這類的制度，台式的浪費簡直是吃燒餅掉芝麻。

社會主義／共產主義的浪費——政府失能

一九八九年，柏林圍牆倒塌，以蘇聯為首的歐洲共產主義國家全面瓦解，代表計畫經濟的醫療體系發生危機，因為在蘇聯時期藥品的供應是在各國之間分工，有些國家只負責原料，有些只負責針劑，有些負責口服藥，一解體之後，沒有人指揮，一下子供應鏈斷了線，到處缺藥，當年我們還曾拿出愛心，派了兩班七四七貨機送藥到烏克蘭。

蘇聯的醫療體系，就是共產主義的「初心」——所有的人一律平等，人人皆有免費教育和醫療，所以醫療照護完全由國家主導。這個制度由前蘇聯衛生部長尼古拉・西麥斯科（Nicolai Semashko）所創立，理想崇高，但是根據蘇聯人的第一手經驗，初期政府投入婦幼衛生、營養，建立防疫與醫療體系，成效頗佳，幾十年後就患了「計畫經濟病」，工作人員領薪水不做事，資源不足，和當年商品架上沒有多少貨品一樣的問題。而免費的醫療，最後只剩「免費」兩個字，要醫療常常和其他商品一樣要靠黑市提供。

共產主義破產，但社會主義還是有成功的例子，最有名的是北歐的福利社會，從出生到死亡，所有的健康相關的錢，國家全包，不過北歐福利國稅負其高，不是台灣人的菜；另一個也是社會醫療的代表，我們舉英國的國民保健服務（National Health Service）來比較。

英國王冠上失色的珠寶

英國人有兩個公營體系，長久以來被認為是寶，所以稱為皇冠上的珠寶（Crown Jewel），一個是英國國鐵，另一個是國民保健服務。

一九八〇年代，保守黨的柴契爾夫人上台，吹起一陣把國營事業民營化的大風，而保守黨也不想加稅，所以第一個遭殃的就是醫療體系。她在位十年（一九七九至一九九〇）期間，NHS一直得不到資源，所以到了二十世紀末，英國的醫療總支出，只占GDP的六%左右。這段期間，剛好是我國全民健保規畫到開辦。由於英國NHS最有名的就是家庭醫學制，又強制轉診，所以國內學界有許多粉絲，不過全面公營（包括醫療體系），也不是台灣人的菜，所以當年的規畫小組只敢借用這兩個重要觀念。家庭醫師制鼓吹了幾十年，但健保辦了二十多年，還沒有哪一個政府敢嘗試強制轉診。

當時英國的公醫制度以不到七%GDP的花費，在歐美主要工業化國家中敬陪末座，而原本為英國人引以為傲的公醫制度，各種非緊急手術（如置換關節、心臟支架），排隊時間以月計算；非急診部門到了年底因預算用完，紛紛關閉，明年再說。這是典型社會主義的通病，投入不足，公營體系效率不彰，民眾只好排隊；幸好英國的醫療體系底子厚，醫療品質與公共衛生指標都在水準之上。

加稅救健保

二〇〇一年，英國大選代表左派之勞工黨的湯尼．布萊爾（Tony Blair），以加稅一%注資日益衰敗的NHS制度為政見，投入大選竟以壓倒性的得票大獲全勝。從此英國正式告別低醫療支出時期。

到底是花多少錢？一百二十億英鎊，當年英鎊兌換台幣約五、六十元台幣，等於六千億台幣。從此，英國的醫療支出，逐漸和其他OECD國家看齊，在十%GDP左右。（圖3）

從六．三%漲到近十%的GDP，十年是多少錢？英國GDP大約二兆六千億美元，每年平均增加三%，十年下來約七千八百億美元，即是折合台幣約四十兆，

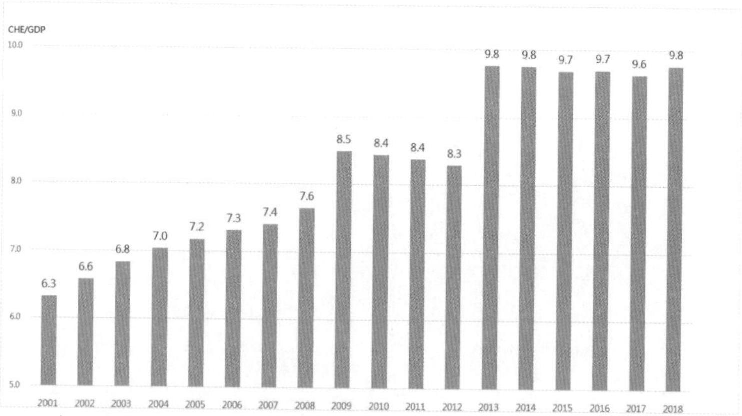

圖3　英國二〇〇一至二〇一八年醫療保健支出（CHE）占GDP比率
資料來源：OECD.org（楊領嘉製表）

英國人口六千六百多萬人左右。我們國人無法想像在歐美，醫療支出都是天文數字。

在西方民主國家，加稅勝選是極少數成功的例子，以加稅贏得選戰也凸顯出醫療對人民的重要性。

英式的體系，當然不容易有浪費，其主要的缺點，除了自由就醫權利被剝奪之外，就是效率。英國體系最令人詬病的就是等候名單（Waiting List）。根據英國ＮＨＳ的規定病患有權在一定的等待期內得到治療，例如：換關節手術、裝置心臟支架、疝氣手術這類非緊急手術的法定等待期是十八個星期。

西方急診是按醫學上的分類稱為「檢傷分類」（表1），這些年來大家比較能接受不是「先到先看」，而是重症先看，輕症要等。當然在發生過像政治人物巴掌事件後，民眾才慢慢接受。不過國人仍然常把急診室當「灶腳」。

總而言之，英式的家庭醫師與轉診制度問題多，也不便宜。葉金川教授的一句話講到精髓，他說：「ＮＨＳ改革，內部市場十年空轉。」在社會主義下，沒有效率是經濟學界的常識，從一九八〇年柴契爾夫人時代就嘗試引進「內部市場」，希望用一些方法使市場機制架構在公醫體系之下，立意良善亦有些成效，然而三十幾年下來，問題依舊難解。各位看官讀到這裡，您大概不會投下支持票吧！

表1　急診檢傷與急迫度分級量表

檢傷分級	病情輕重	定義
第一級	復甦急救	病況危急，生命或肢體需立即處置
第二級	危急	潛在性危急生命、肢體及器官功能狀況，需快速控制與處置
第三級	緊急	病況可能持續惡化，需要急診處置，病人可能伴隨明顯不適的症狀，影響日常活動
第四級	次緊急	病況可能是慢性疾病的急性發作，或某些疾病之合併症相關，需要在一～二小時做處置，以求恢復、避免惡化
第五級	非緊急	病況為非緊急狀況，需做一些鑑別性的診斷或轉介門診，以避免後續之惡化

非緊急手術

非緊急手術（Elective Surgery）這個英文名詞源來自拉丁文，意思是「可以選擇」，指的是病患可以決定，並不一定要。所以非緊急是指暫時不開刀，病患可以等也可以忍。有些手術如急性盲腸炎，一旦化膿變成腹膜炎就難處理；急性腎結石引發輸尿管結石、胃出血、胃穿孔、急性心肌梗塞等，當然要立即處理。

中國——另類的社會主義

原本在柏林圍牆倒塌之後，國際上已經沒有人相信共產主義，沒想到中國崛起，用內需把國營企業養的又肥又大，而且還宣稱這是「具中國特色的社會主義」，不但如此，有一陣子在國際上宣稱要改寫經濟學的教科書，把中國的特色制度寫進去。

前面曾探討過中國看病難，看病貴，我們來診斷一下中國的醫療體系。

一九七八年，中國大陸改革開放前，以赤腳醫生建立了低收入國家，全民醫療的典範，國際上常拿中印兩大國相比，發現中國當年以那麼少的資源可以達到那麼好的衛生水平（以平均壽命及新生兒死亡率當指標），的確是共產主義的奇蹟。

不過改革開放之後，大陸面臨所有新興經濟體的抉擇，他們選擇先求經濟發展，所以一九七八到二〇〇八的三十年間，基本上是讓醫療體系「自己求生存」，國家不再給資源，套一句《大國醫改》作者朱幼棣的名言：「把醫療的責任，還給了人民！」到了二十世紀初，大陸人民（主要是農工），每年有四．五％因病而貧，這就是國際上所稱的醫療破產（Medical Bankruptcy），衡量一個國家醫療體系保護夠不夠的重要指標。

二〇〇八年，全球金融危機，全球主要國家忙著救市（股市、消費市場），當年台灣還發了每人三千六百元的消費券，不過，全世界主要國家只有中、美兩大國，除了刺激經濟外，還要投入健保，歐巴馬立刻簽署州政府兒童健保條款（State Children's Health Insurance Program），而當年大陸有名的四兆人民幣經濟刺激方案，有八千五百億是投入醫療，原因當然是經濟不好，除了失業，許多缺乏醫療保障的人，生病了就破產，這段歷史，說明了除了中美兩大國，世界主要經濟體都早就有全民健康覆蓋（UHC），所以經濟衰退，只要處理經濟問題，不需要再處理醫療問題。我國開辦全民健保之後，亦屬於有全民健保覆蓋的國家。

從極左派變成極右派

中國的醫院基本上是學美式，從發展醫藥產業的立場，非常成功。大陸的三甲醫院（相當於台灣的醫學中心），動不動就幾千床，根據調查，二〇一九年，大陸共有三萬三千家醫院，總營業額三兆五千五百億人民幣，數字太大難以想像。以台灣為例，每年醫院總收入約六千億台幣，大陸人口約台灣的五十倍，六千億台幣×五十＝三兆台幣。所以我們說，同樣的醫療服務大陸用人民幣；台灣用台幣。除了醫院之外，大陸藥廠的前三大，中國醫藥集團、上海醫藥集團及廣州醫藥集團，年營業額分別為四千億、一千七百億及一千億人民幣（二〇一八年），大約是台灣最大的藥品公司，像是中國化學、永信、生達、東洋等，營收都是幾十億台幣的百倍，真是小巫見大巫。

對於台灣人而言，看到這麼大的數字，許多人都很羨慕，不過國際上，有另一個完全不以產業，而以基本人權來評估的指標，看法自然大大不同。

一部電影改變了大陸

《我不是藥神》是二〇一八年中國大陸的一部現實主義電影，改編自二〇一五年發生的「陸勇案」，敘述一名印度神油店的老闆，從印度走私代購「基利克」（Gleevec），一種用於治療白血病的抗癌藥在中國販賣的故事。這部小本拍攝的影片一上映就席捲全大陸票房，總共賣了超過三十億人民幣，列為中國大陸電影影史第五大賣座電影。

這部電影後來在台灣的金馬獎得到最佳男主角、最佳新導演及最佳原著劇本，次年在香港電影金像獎獲最佳兩岸華語片。

這個故事點出藥業的三個有趣的現實，一、為什麼原廠藥這麼貴？二、為什麼印度有便宜的仿製藥而中國大陸沒有？三、進口便宜的藥來救人居然犯法，這是什麼世界？不過，有了全民健保之後的台灣人，不論藥價多貴，只要健保有給付，就不必自己買單，所以看了電影起不了共鳴，香港也一樣。

《我不是藥神》這齣小成本大賣座的電影，震撼了共產黨的高層，為什麼呢？醫療是標準的民生議題，一部小小的電影，就撼動人心，表示人民對大陸醫療體系不滿已久，再不處理會出事，所以立刻推了一個政策，俗稱「4＋7」。

首先回答一顆新藥為什麼那麼貴？

藥為什麼這麼貴？有一本書《一顆價值十億元的藥丸》（*Prescription Games*，傑佛瑞・羅賓森，時報，二〇〇二）說了許多內幕，值得一讀。大陸的說法非常傳神：「這顆救命藥要幾萬元，其實已經是第二顆藥了，第一顆藥十億美元！」簡單的說，一個有專利的新藥，開發期間長、風險高，投入的資金多，所以，藥廠必須在專利期間回收足夠的利潤，以基利克為例，三個二期臨床試驗大約花了五千萬美元左右，而這是個特例，如果再加上臨床前的所有研究，許多基礎研究是科學界幾十年的累積，所以根據美國塔夫茨大學研究中心（Tufts Center for the Study of Drug Development）的估計，開發一個新藥的總成本在二〇一四年已經高達二十六億美元，比二〇〇三年的八億美元大幅上漲。新藥開發成本這麼高，藥當然貴，但有全民健保把關的國人沒太多感覺，但大陸是以「賺錢」為優先的醫療體系，看病貴的其中之一就藥價太高。

只能生美國人有的病

在許多場合朋友聊到健康，我常半開玩笑的說，如果有選擇，一定要生美國人有的病才會有要藥醫。我們時常說肝病是國病，但美國人先發明愛滋病的藥後，才研發C肝的藥。許多非洲流行的傳染病一直都沒藥醫，如河盲症是一種經蚋傳染的寄生蟲病，發明這個藥的兩位科學家為日本的大村智、美國的威廉·坎培爾，於二〇一五年與發明治療青蒿素的屠呦呦共同獲頒諾貝爾獎。某一程度在宣告世界第三世界國家疾病需要科學界的重視。

為什麼窮人的疾病沒藥醫，原因在於發明新藥風險太高、投資太大，回收期又長。一九八一年默克藥廠推出伊維菌素（Ivermectin），定價六美元。當年台灣平均薪資才一、兩萬台幣，一顆兩百元的藥貴得不得了。但默克公司賺了錢嗎？為了人道捐了幾億顆藥到非洲。

人類對於傳染病有一種特殊情懷，可能因為人類歷史上有過太多瘟疫，而傳染病又比較容易引發人道關懷。非洲國家的人若因為癌症死亡，大家會覺得我們也會得癌症。如果負擔不起昂貴抗癌藥，大家可能覺得你窮只能認命；然而遇到傳染病，似乎同情心大增，所以發明抗病毒／抗生素／抗寄生蟲藥的藥廠，倘若純粹以商業角度而言，是很不划算的。遇到大流行需求大增，但誰都不敢趁機漲價，反而要捐贈窮國。

回過頭看武漢肺炎，全世界數以百計的生技製藥公司全力投入新藥研發，目的是為了賺錢？那倒不是，例如艾柏維有一顆藥原用來治療愛滋病叫做快利佳（Kaletra），含有兩種成分，洛匹那韋（Lopinavir）和利托那韋（Ritonavir），因科學界在實驗室發現這個藥有抑制新型冠狀病毒的作用。有些國家就拿來在武漢肺炎病患上試用，看到不錯的效果，全球各地已經有不少國家進行人體試驗。艾柏維公司公開發表聲明，他們放棄快利佳的專利。這些大藥廠很早就嘗過苦頭，明白在抗疫大旗之下，大家都在犧牲奉獻。若想發國難財好不容易建立的名聲會毀於一旦。此次以瑞德西韋聞名的吉利德公司，上次（二〇一三年）推出天價的C肝新藥，一顆千元美金，一個療程十二週，兩種藥要十萬美元被罵翻；然而美國是資本主義的大本營，罵歸罵，該賺的還是賺，一年可以賣一百多億美元。後來，吉利德痛下決心放棄對全球約一百個低收入國家的專利權，才平息一場國際公關災難。

不過吉利德公司似乎沒有得到教訓，日前傳出美國FDA給瑞德西韋孤兒藥的資格。本來孤兒藥是美國用來鼓勵藥廠投入病患人數少，不易回收投資成本的市場，除了快速審查之外，還給七年獨賣權。消息傳出立刻被罵翻，第二天自動放棄。總之，疫情相關的錢還真不好賺。

新藥昂貴這件事，美國在一九八〇年代就注意到了，全世界大部分的新藥都在美國發明出來，而美國醫藥費用又全球最高。在一九八四年美國政府推出「學名藥品法案」，正確的說是「藥品價格競爭與專利期補償法案」，以行政手段創造專利過期藥品的市場競爭機制，實施後學名藥廠蓬勃發展，專利過期的藥品價格大幅降低，藥界稱為專利懸崖，意思是一旦專利過期價格就跳崖式崩盤。

將焦點轉回到《我不是藥神》，一顆治療白血病的新藥基利克，美國一顆藥一百美元，一天四顆，每個月一萬二千美元不能斷藥，否則白血病復發一條命就沒了。電影中最撼動人心的一句話：「四萬塊一瓶，我病了三年，吃了三年，為了買藥，房子沒了，家人也拖垮了，誰家還沒個病人，你能保證一輩子不生病嗎？我不想死，我想活著。」片中主角是以印度仿製藥以每瓶五百元人民幣賣給這些病患，卻遭公安逮捕最後撞車身亡。據說在大陸電影院放映時，很多人忍不住掉淚。

這部電影驚動中共高層，李克強下令有關部門加快落實抗癌藥物降價保護，於短短的一年多就快速核准了十幾種癌症用藥。在此之前，大陸對於外國藥品能擋就擋、能拖就拖，早期別人的專利用偷、用搶，近年來因國力強大，不敢如此土匪，改以行政手段，為的是讓國內藥廠追上來。這個以發展民族工業為先的觀念，沒有絕對的對錯，是一個大國基於國家發展及國家安全的優先問題。大陸會因一部電影突然「髮夾彎」，在現代醫藥史上寫下非常奇特的一頁。

4＋7帶量採購的威力

二〇一八年初，中共國務院發布了「國家組織藥品集中採購和使用試驗方案」，這個方案一開始在四個直轄市和七個一線城市試驗，所以俗稱「四加七試驗」。簡單說，用「集中，帶量採購」的力量，讓藥品大幅降價。

舉個例子來說背景，以大陸市場之大，要把藥品價格降到合理範圍，應該說很容易，那麼為什麼大陸的藥這麼貴？原因在於產銷體系太複雜以及結構性的利益糾葛。

全世界最有效率的藥品產銷體系在美國，美國拜一九八四年「學名藥品法案」立法之賜，專利一過期，就立刻有仿製的學名藥上市，賣藥只要打三通電話給三大盤商，價錢講好，交貨數量談定，時間一到（法律上的零時零分一秒），所有運貨卡車就開進全美各大連鎖藥局鋪貨，專利剛過期，有一百八十天獨家和原廠競爭，熱門藥品，二、三年就超過十家，價格就跌到原來的十分之一，所以稱為專利懸崖，美式的自由市場加上公開競爭，所以非常有效率，但是到了亞洲，由於藥品是特許，在中國大陸成為各地政府的金雞母，層層剝削的結果，藥價居高不下。

這個紅頭文件一出，不到三個月就全面實行，其中最有名的是治療B型肝炎非常有名的藥，貝樂克（學名恩替卡韋），原廠藥原來一顆二十五人民幣，和台灣健保價的一百三十元一顆差不多，結果4＋7一標，變成一顆六毛二，降幅超過九〇%，難怪我在大陸的藥界朋友說「藥品市場地動天搖」。

二〇一九年九月，4＋7全面推廣，二十五個品種，平均降價五十九%。

不過，老共這麼做，是否徹底解決了「看病貴，看病難」？我認為他們終於踏出了正確的一步，但藥費只占醫藥費用的十五%左右，成效如何？我們再過幾年便知曉。

第五章

互助

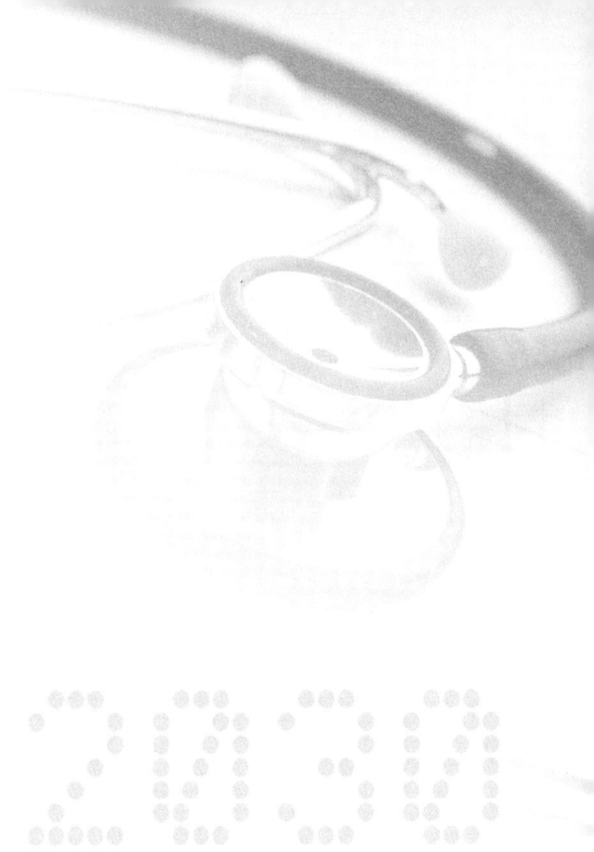

我父親第一次出國就是回國。

老兵

一九九八年，表演工作坊開演了一個相聲舞台劇《這一夜，我們說相聲》，當年李立群的一句「我父親第一次出國就是回國」，這句台詞真是神來之筆，點出了一九四九年這些老兵隨國民政府戰敗來台的心聲。對他們而言，大陸是祖國、台灣是居住國，不論政治立場如何，離開台灣是出國，而到了大陸心情上的確是回國。

一九八七年，蔣經國總統決定開放所有在大陸有三等親的民眾赴大陸條款，這是兩岸分離近四十年之後，第一次開放。幾年後正逢全民健保開辦，沒多久就傳出「老兵到處看病，收集一整皮箱的藥品帶回老家」。

這個新聞（傳聞），如果是在另一個時空，只會被當善心善事的新聞來看，不過在兩岸情結永遠糾結不清，再加上對全民健保看病浮濫的印象，以及「免費醫療就是浪費」的多重影響之下，一個新聞可以有多種解讀：

一、從人性高尚論點：他帶了我們本來就用不完，也過剩的藥品去給醫療資源極缺的同胞分享，從資源運用的效率而言，是極大化，最好有人把這些藥也帶去東南亞、非洲，照顧全人類！

二、人性本商論，這個老兵用健保拿了免費的藥，拿去大陸「賣」給鄉親，創造了商業模式，如果他可以號召更多人這麼做，搞不好可以變成一家可以上市的公司。

三、免費醫療就是浪費論，許多人在那個時代喜歡拿這類的故事，來強調「你看吧，健保真浪費，尤其是老兵」！

當然，上世紀末，全民健保用的是紙卡，要將健保卡（背後有六格的）看病紀錄回收，再輸入電腦分析，通常要半年以上才知道所有人就醫情況，雖然事倍功半，但也發現原來有人這麼厲害可以到處遊走。當年最高紀錄有病患一年看病超過一千五百次，每天超過三次。到二〇〇四年有了ＩＣ卡之後，這個現象就逐漸消失，因為已經有了即時資訊系統。我國的全民健保是全球唯一知道前一天有多少人看病、在哪裡看病、什麼地方、用什麼藥。這些上世紀流行的浪費，至今已不是大問題，但許多人的印象深刻。

同國せ（台語）

小時候各種遊戲常常需要分甲、乙兩邊對決。台灣對於同一隊友的稱呼是「同國せ」（讀做港國せ）。台灣文化對國家觀念很模糊，但很在意對方是否是自己人。這次武漢疫情有許多故事都凸顯出這點，例如第一班武漢包機，陳時中指揮官那句「自己選的國籍，自己承擔」，真是精準道出許多人的心聲。之後，一對由美國回台的夫婦引起輿論的撻伐，法務部還出動檢察官調查是否有觸犯傳染病防治法第六十二條：「明知自己罹患……致傳染於人者，處三年以下有期徒刑……」原因很簡單，即使這對夫婦有中華民國國籍，但過去三十年來鮮少回國，也不在台灣繳稅，染疫了才回來享受「免費的醫療」。大家更擔心的是這些僑胞動不動就會回來用健保。

台語是少數語言在說「我們」時有區分有沒有包括對方。有包括對方表示我們是同國的，用的是咱（讀做濫）；如果不包括對方用的是「阮」（讀音很像問，君溫切，gwen）。英文、國文都沒辦法分清楚。例如我對您說「我們」，無論中文或英文都分不清包不包括對方。我若跟我弟弟說「家」表示是以父母親的家為觀點，我們是一家人；如果我對他說「阮家」，指我和我弟弟並沒有住在一起。另一個例子便是江蕙那首名曲〈家後〉歌詞內「我嫁到你家，（「恁兜」）」，這個媳婦是用外人的角度來說。

若是一家人就是「阮兜」。如果我對我太太說就用「咱兜」，對我岳母就說「阮兜」；我們又知道台語來自古代中原，從這個用詞的細項了解當時中原文化對於「你、我」分得很清楚。不像外國人，叔、伯、舅、姑丈、姨丈都叫Uncle，也分不清輩分大小，更不論是父親的兄弟還是母親的兄弟。所以我們若不喜歡僑胞回來，便會說健保是阮せ；健保是我們的，不是你的。

人民的福氣？

名作家柏楊（一九二〇—二〇〇八）曾因一則諷刺當局的漫畫入獄近十年。在獄中完成了《中國人史綱》，是第一部不以統治者的角度來看中國歷史的通史，他另一本著作《醜陋的中國人》，把中華文化比喻為醬缸，描述傳統文化的劣根性。他晚年投身人權教育，強調的是生活人權，包括兩性平等，所以推出柏楊版的「人權版結婚證書」。在《柏楊傳》的作者，國立陽明大學周碧瑟教授的協助下，推動健康人權。二〇〇二年，他和人權教育基金會全體董事參訪中央健保局，說出了「有了全民健保之後，是中國歷史上第一次人民敢生病、生得起病，而且可以大大方方地生病，愛生什麼病就生什麼病」。這句話，每個人聽了都有不同解讀，在柏楊式的黑色幽默之下，許多人聯想到是浪費。簡單的說，大部分人相信人性本惡，深信「別人」都有柏楊描述的劣根性，「別人」看病很浪費。

誰在濫用？

中央健保局曾在二〇〇二年做了一個民調，問題是「誰在浪費健保資源？」。令人意外的，百分之九十的民眾相信別人在浪費，這個別人，就是老李。他可以是榮民、海外僑胞、隔壁的「阿北」、「阿嬤」，以及一點小傷就到台大、榮總全身檢查的政治人物。只有百分之十的民眾承認自己是幫凶。有一陣子藥界發起「剩藥回收運動」，引用健保署的估計，每一季有十八萬人重複領藥，推估每年浪費二一．八億元，大約一百九十三公噸的藥被丟棄，等於五億的藥進了垃圾桶。

這類的新聞，基本上確認了一般社會大眾認為全民健保「很浪費」的印象。不過這個統計很有趣，原來每顆藥不到一元，如果論斤秤兩，每公斤一千五百元。許多人重複領藥吃不完，一部分是無心之錯，請問有多少人記得家中有多少藥？如果沒有人提醒，又有多少人會按時看病領藥？更多人是為了安心，藥多拿一點，才不會一時找不到藥；不要說藥品，誰家沒有過期食品？這些新聞之所以句句動人心，是因為大家都相信「別人用健保很浪費」，難怪柏楊說：「在人民還不具備互助互惠的美德的基礎下，實施健保制度是一種冒險。」

現代社會家家戶戶都有滅火器，效期三年，效期到了，需要重新充填，沒有人說這是浪費；但是家中那一堆過期、或已經不需要吃（病好了）的藥，丟棄了好像心理就有一種罪惡感，為什麼？

半夜起來頭痛、睡不著，或突然感冒、流鼻水、拉肚子，一家大小一年能完全無病？俗語說：人吃五穀雜糧，哪有不生病的！所以藥櫃裡的藥，本來就是儲備，過期就丟，跟滅火器最大的不同是，藥品備了，或多或少用的到；滅火器是備而不用，沒有人喜歡家裡失火的。那問題在哪？簡單的說在於「全民健保是大鍋飯」。

呂神父

台灣人很有趣，也很善良，喜歡幫助別人，但是對於是不是「自己人」卻很計較。這次新型冠狀病毒疫情最感人的故事是羅東聖母醫院呂神父募款救義大利老家的故事。短短不到十天，兩萬人湧入捐款，居然募到了一億五千萬，呂神父感動的緊急發布停止捐款的訊息，呂神父是義大利人，但是台灣早已是他的家。如此有愛心的地方。為何會計較別人看病很浪費？

有一部長達七年的台語連續劇《親戚不計較》很能表示台灣人的個性。若對方對我說「同國せ一」，什麼事都好談。我們可以送口罩，也可以十天捐一億；但若發現我們「不同國」即便是親戚也是斤斤計較。三一一福島大地震，台灣捐了約六十八．四億。許多大陸網民不太能諒解。其實兩岸這些年漸行漸遠有太多複雜的因素，但要了解台灣人，其實真的很簡單，只要讓我們認為咱是「同國せ一」，事情就單純了。

生命共同體

證嚴法師在二〇〇四年南亞大海嘯發生後，號召東南亞慈濟人協助印尼和斯里蘭卡的受災戶。她說：「這就是生命共同體，愛的普遍天下。」不分國界、種族，用愛去付出。除了慈濟功德會之外，法鼓山也去了緬甸。當時緬甸還在軍政府執政不對外開放，在南亞大海嘯期間，來自台灣的慈善團體是極少數最早獲准進入該國，原因為何？會使台灣人民心碎，緬甸政府認為台灣不具國際地位，對他們不構成威脅。其他鄰近或歐美國家緬甸政府視為帶有其他政治目的，不准入境。

宗教團體像慈濟功德會、法鼓山，非宗教團體像台灣路竹會都曾代表台灣的愛心到這些災區服務。路竹會的一頂帽子上面的文字很能代表台灣的精神：「Time for Taiwan to feedback its love to the World」（圖4）。這句話點出了台灣現代醫療史。從十九世紀馬雅各醫師在旗後上岸設立了舊樓醫院開始，一個多世紀以來台灣是接受外援的。在台灣的教會醫院皆以「救助窮人」為主旨，所以一個多世紀來都是靠總會在國際募款，例如屬台灣長老教會的馬偕醫院便是來自加拿大；花蓮門諾醫院來自美國；埔里基督教醫院是美國芥菜種會；彰化基督教醫院亦屬長老教會，來自英國。到了一九八〇年末期「台灣錢，淹腳目」，國外開始停止對台灣的捐助。這也是為什麼路竹會說：「該是我們把愛還回去的時候了！」

生命共同體來自英文 Solidarity，直譯「團結」。這個字因為波蘭前總統，一九八三年諾貝爾和平獎得主——萊赫．華勒沙而聞名，因為他創立了「團結工聯」就是用這個英文字，所以讓大家覺得政治味太重，今天請大家不要有任何政治聯想，因為「團結」這個字就是全民健保價值的核心。

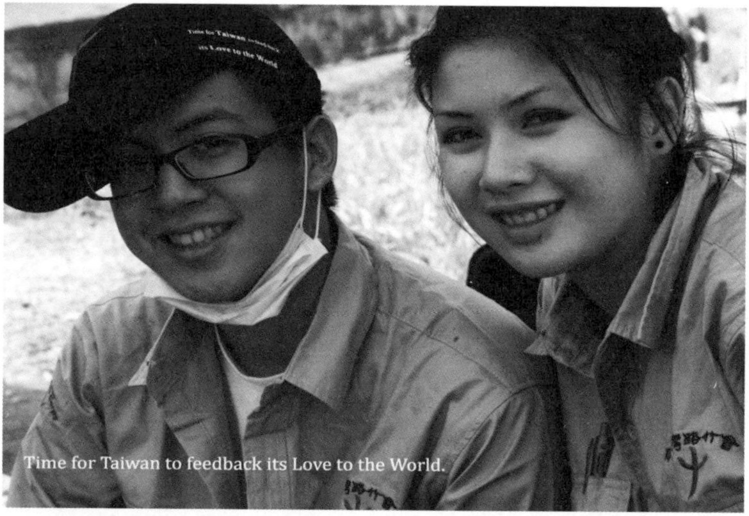

圖4　路竹會的帽子。

我們的錢花到哪裡去了？

在處理全民健保最困難回答的問題是「這麼多錢都花到哪裡去了？」前面雖然分析「一年少花了幾千億，二十五年來省下的錢以幾兆」計算，也跟大家說明全世界與台灣所得水準最接近，也是實施全民健康保險的韓國比我們多花二％的ＧＤＰ，換算成台幣每年大約二千四百億；但是健保每年幾千億這個數字對絕大多數民眾來講，就是很多錢。這些錢都用到哪裡去了？

一九九九年有一則新聞上了《民生報》頭條（下圖），新聞說：「門診費用第一名是一名骨髓移植的病患，一年花了七百七十萬，相當於六百四十一個人的保費。住院第一名是血液疾病，花了六百九十萬，而前十名的費用在四～五百萬之間，包括

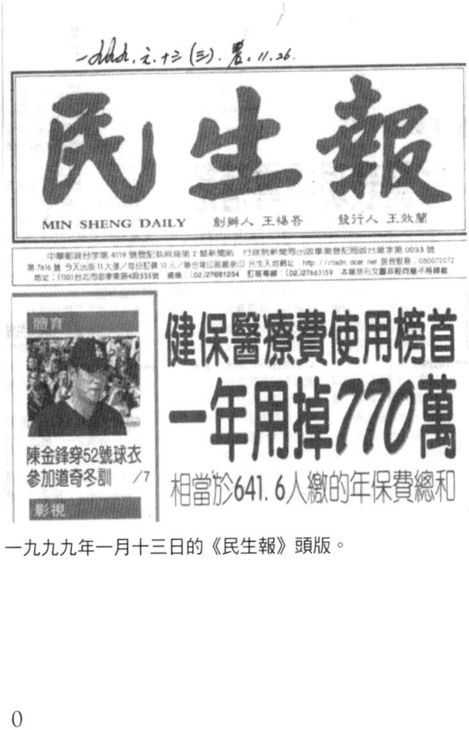
民生報
MIN SHENG DAILY 創辦人 王惕吾 發行人 王效蘭
健保醫療費使用榜首
一年用掉770萬
相當於641.6人繳的年保費總和
體育
陳金鋒穿52號球衣
參加道奇冬訓 /7
影視

一九九九年一月十三日的《民生報》頭版。

重度燒傷、神經系統腫瘤，以及頸椎嚴重骨折。

80／20原理

80／20原理是一八九七年義大利經濟學家普瑞多（Vilfredo Pareto）發現的，當他研究十九世紀英格蘭財富和收入時，發現大約百分之二十的人口擁有百分之八十的財富，他進一步發現不只英國，其他歐洲國家也有類似的情況。他當時提出的理論並沒有受到太多的重視，一直到一九四九年，美國哈佛大學哲學教授George K. Zipf從這個理論延伸成最省力原則（Principle of Least Effort），當我們投入資源（人、物、時間、技能……），進行任何生產，七〇～八〇％的產出來自於二〇～三〇％的投入，後來被Toyota用在品質管制，而揚名國際。

80／20原理運用在全民健保可以觀察出一個重要現象，就是醫療使用的不平衡分布。二〇〇二年我以全民健保利用集中狀況及高低使用者特性之探討，在台灣公共衛生雜誌發表一篇論文（表2）。從這張表可以看出幾個關鍵。

第一，百分之二十的民眾（約四百五十萬人）為高使用者，花掉健保七十五％的費用，其中最主要診斷是洗腎、癌症與高血壓。而這些患者大多數為老年人。百分之八十的民眾（約一千八百萬人）為低使用者，其中有百分之七．七全年無就醫，有一半人口（一千一百萬左右），一年平均花費才二千元，這一千八百萬人年平均費用約四千七百元，以年齡層而言，絕大部分是年輕人，看的病主要是牙醫、感冒、腸胃炎及皮膚病之類的輕症。

前面我們說過全民健保的基本精神就是互助，而這篇論文很清楚的證明了我們的全民健保是健康人幫助生病的人、年輕人幫助老年人，又因為疾病的發生，除了出生後的前幾年之外，隨著年齡而大幅上升，所以全民健保是典型的「跨世代補貼」，是年輕人撐住一片天。

表2　全民健保利用集中狀況即使用者特性探討

高使用者(N=4,432,105)				低使用者(N=17,729,317)			
人數累積佔率	累積人數	費用累積佔率	累積平均每人費用（元）	人數累積佔率	累積人數	費用累積佔率	累積平均每人費用(元)
1%	221,614	27.7%	406,081	7.7%	1,712,191	0.0%	0
5%	1,108,045	48.7%	142,909	50%	11,081,277	6.9%	2,026
20%	4,432,105	74.4%	54,483	80%	17,729,317	25.6%	4,690

註：1. 資料來源：健保局資料倉儲病患歸戶檔。
2. 個人費用花費最高之前二〇%保險對象為高使用者(15,174元以上)，其餘為低使用者(全國每人平均醫療費用為 14,662元，百分位數約為P79.4，取近似百分位數P80為高、低使用者之分界點)。
3. 醫療費用=申請費用+部分負擔費用。

重大傷病

我國的全民健保還有一個全世界獨一無二的創舉，稱為重大傷病，對於不幸罹患這類疾病者免部分負擔。依中央健保署的公告，重大傷病一共有二十八項，我來帶大家簡化如表（表3），就比較容易看懂。

根據二〇一七年的統計，這些病患大約九十萬人左右，每年門診約需一千億左右的醫療費用，住院約八百三十億，統計占當年醫療總費用約六千億的三成左右。

從上面這些分析，我們可以總結下列幾點：

1. 少部分人會花掉大部分的錢。
2. 少部分人中最需幫忙的是重大傷病。
3. 除了重大傷病之外，醫療費用高的大部分是老年人。
4. 絕大部分人，投健保這個保險，是賠本的，更正確的說是在做功德，買到的是保障，萬一得癌症、車禍、中風、心臟病等，雖然對大部分人，尤其是年輕人而言，機率低，但是有保障的心安，難道不值得每個月的健保費？

表3　重大傷病簡表

一、癌症
二、血液疾病：白血病、溶血症、再生不良性貧血
三、洗腎
四、自體免疫疾病：例如紅斑性狼瘡、全身性硬化症、肌炎、皮肌炎、血管炎、動脈炎、天孢瘡、克隆氏症、潰瘍性結腸炎
五、慢性精神病：思覺失調、妄想症、躁鬱症、瞻妄
六、先天性新陳代謝異常（近二十種）
七、先天性畸形及染色體異常（近二十種）
八、嚴重燒傷
九、器官移植
十、小兒麻痺、腦性麻痺
十一、重大創傷
十二、呼吸衰竭需長期使用呼吸器
十三、嚴重營養不良需全靜脈營養
十四、潛水夫病
十五、重症肌無力
十六、先天性免疫不全
十七、脊髓損傷
十八、職業病（非勞保給付項目）——塵肺症、石綿沉著症
十九、多發性硬化症
二十、外皮之先天畸形（泡泡龍、穿山甲症）
二十一、痲瘋症
二十二、肝硬化
二十三、早產兒
二十四、砷中毒（烏腳病）
二十五、愛滋病是後天免疫不全，由疾管署另列預算。
二十六、運動神經元症：漸凍人
二十七、庫賈氏病
二十八、罕見疾病

測一下您的團結智商

先測一下您的團結智商（SQ），下列十五題0代表非常不贊成、10代表極贊成，請自己評分。

1 全民健保費用最高的疾病是血友病，一種先天遺傳疾病，一年平均每人要花幾百萬，相當於一百六十六人的保險費。您覺得血友病應該納入全民健保？

2 對海外留學生，在國外生下了早產兒，負擔不了醫療費用，搭機回國，這個小baby參加全民健保應該有等待期嗎？

3 您會因這位留學生的經濟情況改變立場（例如富二代v.s窮留學生）？

4 您覺得「用的多」的人保費應該比較高？

5 您贊成使用者付費？

6 您支持洗腎是一種無效醫療，也是浪費？

7 C型肝炎治療，一個療程十二週，大約十五萬台幣，您支持全面納入給付？

8 呈上題，假設台灣有二十萬C肝帶原者，所以共需三百億台幣，您看法會不同？

9 最新的癌免疫療法，動輒幾萬美元、近百萬台幣，您贊成給付嗎？

10 呈上題，如果因此需要大家多繳保費，您支持嗎？

11 接上題，如果保費因此要漲超過二十%，您贊成嗎？

12 您認為藥費只要超過一定金額（例如每月十萬）都應自付一定的比例，例如二十%？

13 您支持所有人的部分負擔，每年應有上限？例如每年不宜超過年收入十%？

14 您知道下列事實嗎？贊成嗎？

(1)重大傷病免部分負擔：癌症、洗腎、精神疾病、遺傳性疾病。

(2)山地離島免部分負擔。

(3)低收入戶免部分負擔。

15 有些疾病，例如：愛滋病不納全民健保，由國家負擔，您贊成嗎？

這些問題都沒有標準答案，因為這涉及每個人的價值觀，沒有真正的對錯，民主社會實施的制度應和人民認同價值一致。

寫了這麼多，只是要表達全民健保最重要的基本精神——互助，就是我們都是一家人、是生命共同體，你是我的兄弟，所以你生病了我挺你！

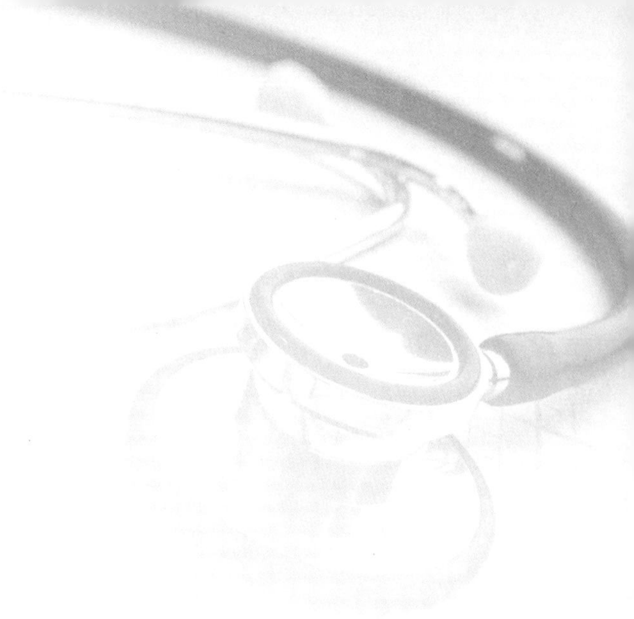

第六章

俗

2030

俗，根據字典的解釋，有四個意義：一、風氣習俗，二、粗鄙的，例如：粗俗，三、平凡的，例如：俗人，四、大眾化的，例如：俗語、通俗小說。不過，在台語，俗最重要的意思是便宜。

俗到「無款」

台灣話「無款」就是不像話的意思。

我們先講個故事。今年武漢肺炎鋪天蓋地而來，防疫大聯盟盟主美國跌了一大跤，新聞爆出在美國做一次核酸檢驗（RT-PCR）要三千美元（約十萬台幣）；在台灣也是三千元，不過是台幣計價。

魏福全院士是全世界首屈一指的顯微手術專家。他可以將病患的大腳趾移植到手上當大拇指使用，對於斷指的人來說，多一個大拇指，生活與自主能力都能恢復到還不錯的狀態。這樣的手術要分兩階段，每次開刀八至十二個小時，我國健保給付給長庚醫院約十萬元，魏院士說：他在美國也是十萬元，只是用美元！

著名肝病專家台大許金川教授是腹部超音波的聖手。過去沒有腹部超音波的時代，醫界有個笑話說：內科醫師「猜」你肚子痛是什麼病；外科醫師打開肚子看；病理科醫師是你死後確定你得什麼病。急性腹痛是急診最大的挑戰，可能是急性腸胃炎、胃穿孔、急性盲腸炎、癌症、膽囊炎、胰臟炎、憩室炎……多到寫不完，如果是女性，還要懷疑子宮外孕以及各種婦科問題。許教授一照超音波，診斷就出來。全民健保付給台大醫院八百元；在美國差不多也是幾百元，也是用美元計價。

過去二十年，台商在大陸知道大陸的醫藥費數字和台灣一樣，只是對岸用人民幣計算（有時還用美元）。在香港用港幣；在新加坡用星幣；到了歐洲用的是歐元計價。

有一次我的家人在瑞士急診住院，一天約二千瑞郎，醫院的設備沒話講，以住宿角度來說，與高級旅館相比足足有餘。我分享這個經驗給許多友人，台灣的醫師說我們只需要半價就可以讓所有人住五星級式的飯店醫院；而美國的朋友說一天才二千美元，怎麼這麼便宜！

這些觀察告訴我們，台灣醫療費用太便宜。

在我們的日常生活中很少有過跨國境而價格差幾十倍的商品。以免稅菸酒為例，才差幾十個百分比，進國門就人手一袋。許多人在網路上銷售日本、韓國商品，或法國、義大利名牌也是幾十個百分比的利潤，就有多少人遠赴當地帶貨跑單幫。那麼為什麼台灣醫療如此便宜，居然無人知道？

僑胞回流

二〇〇〇年第一次政黨輪替，八年後再度輪替。政治上的不安定讓很多人對自己的出生地——台灣充滿複雜情緒，每次選舉都有一半的人不滿意；不過嘴巴罵歸罵，有一個共識就是愈來愈多人說「全民健保，世界第一」，品質好、價格便宜又超方便。所以許多僑胞尤其是戰後嬰兒潮世代，在國外退休後紛紛回國。另一邊是台商到了大陸拚經濟，一有病況，除非不得已，趕快飛回來看病。中美貿易大戰後，許多轉進東南亞的台商亦是如此。我國駐泰國的代表童振源先生還非常有創意的開辦「台商遠距醫療」，因為許多人出門在外，多少有醫療需求，總不能一有健康問題就搭飛機飛回來吧！有台灣的醫師遠距會診比較安心。

泰國有全世界發達的國際醫療中心，泰國的「都喜天闕」集團，從旅館業起家，目前擁有全亞洲最大的「觀光醫療事業部」，轄下的曼谷都喜醫療服務，共擁有四十八家醫院，八千三百床，總市值三千億台幣左右，二〇一九年營收八百三十七億，盈餘一百五十五億，吸引許多歐洲人去觀光兼醫療。品質和服務水平當然非常高，前提是只要有錢。簡單說，我們是平民；他們是貴族。台灣沒有四季飯店、Ritz-Carlton Hotel這類高檔飯店，泰國都有，連醫院也是一樣。最近美國《新聞週刊》公布全球醫院排行榜，前五十名亞洲有新加坡總醫院（八），聖路加國際醫院（十六），東京大學醫院（十八），新加坡國立大學醫院（三十一），首爾峨山醫院（三十七），三星醫療院（四十二），京都大學醫學院附設醫院（四十五）。印度的全印度醫學科學研究所及泰國曼谷醫院亦在五十幾名。台灣沒有一家上榜。我並不意外！

很多人都相當好奇，台灣健保為什麼如此便宜？原因多而複雜，然而最重要的是醫護人員的犧牲。首先先說醫師的部分，台灣醫療診察費世界超低，只有二百多元，為什麼呢？讓我們娓娓道來。

古早古早番薯吃到飽

台灣的現代醫療體系是西方傳教士帶進來的，接著是日本人來台後全面發展建設。今天留下來最具指標的是台北市常德街上的台大醫院舊址、監察院、台北賓館和總統府都是日本人在一八九五年來台後幾年內蓋的，這四棟是日本殖民時期當下最重要的建築。台灣人在日據時代不能參政，所以頭腦最好的年輕人讀醫是首選，這個傳統直到今天未曾改變。這點跟對岸的中國大陸有很大的不同。台灣的醫生社會地位高，受尊敬是常態，而在中國大陸是例外，所以大陸醫生很多跑去廠商「賣藥」，或到生技產業界創業。對岸不論投入多少資金，其整體醫療品質，永遠不可能與台灣相比，因為醫師的素質無法完全用設備取代。

從日本人來台到二次大戰後的一九七〇年代，台灣主要是農業社會。記得那時代的媽媽說故事都會說：很早很早以前，因為缺米，所以只好吃番薯吃到飽。這是這句俗諺的由來。在那個農業社會，大家普遍貧窮缺現金，一生病能忍則忍，忍不了到診所看病，若醫師說這是感冒，不必打針、吃藥，自己會好。病患就鞠躬說聲謝謝，不會付診察費。但到了過年過節送雞鴨或自己種的菜來感謝醫師，很有鄉下人的人情味，久而久之醫師為了生存就打針、開藥，以醫藥費代替診察費，因此早在全民健保開辦的幾十年來，台灣診所很習慣開兩天六包藥，在八〇年代城鎮收二、三百元，鄉下收一、兩百元，打針、吊點滴另計。這種以藥費代替診察費，如何有足夠的收入？簡單的說，要靠病患多，以一九八〇年代台北十大豪宅房價一坪才十幾萬，一天如果看二百個病患，一個月二十五天每人平均兩、三百元，一個月約一百多萬，扣除護士、掛號等成本，收入非常不錯，這是內科醫師的情況。外科醫師由於供不應求，又有訂價權，醫師說多少就多少，沒有病患敢討價還價的，收入更高。許多成功的外科最後都轉型成中小型醫院，這是我國「地區醫院」的黃金時期。

到了一九六〇年代開始有勞保，很多私人醫院爭相與勞保特約。當第一次保險給付列入醫師診察費是公勞保時期，一開始才幾十元，直到全民健保開辦前夕，勞保給付的醫師診察費是一百二十元。

超低的醫師診察費

幾十元診察費?!有沒有搞錯！醫界為何會接受如此低的醫師診察費？其有三大主因，第一、這些私人醫院主要收入來自外科；其次勞保病患只是其中一部分，有特約附近工廠和公司行號就會拿勞保單就診，提供了基本客源。再者當年一半以上是自費病患，勞保帶來一定的收入，自費則是利潤的來源。在那個醫療資源不足的年代，勞工拿著可以免費看病的勞保單，替這些醫院帶來源源不絕的客源，因此沒有人跟勞保局計較醫師診察費；再來當年這些醫院的經營者通常是創辦人，醫院所有收入都是他的，他和受聘於醫院服務的醫師待遇不同；受聘醫師採用的是約定薪資或抽成，也與公定的診察費無關。第三、以內兒科為主的診所，採用「免審制」，在一個金額下，勞保局不審查。一九八〇年代一張勞保單在診所看病是一百四十元，到了一九八八年漲為二百二十元，對許多開業診所而言，有了勞保特約就有固定客源，如果必須做較多的檢查或用比較貴的藥，醫師可以要求病患自費，因此那個時代開業醫也沒有在抱怨診察費太低。所以全民健保開辦前夕，衛生署向醫界代表協商醫師診察費，開辦時衛生署答應調高到二百二十元。據說醫師公會回去向會員宣布「大獲全勝」，想想也是。全民健保開辦的前幾年，大量原本沒有保險的民眾湧進全國各地的醫療院所，大家看病都來不及，哪有時間想這麼多，何況一夕之間診察費由一百二十元漲到二百二十元。

醫師的嘆息

全民健保民意支持度高達九成，然而醫師的滿意度只有兩、三成。在台灣只要醫界聚餐，最重要的話題之一即是罵健保，尤其實施總額預算的十多年來尤其嚴重。講一句公道話，健保的確虧待醫師，但戰後嬰兒潮這一代已經放棄了和體系抗爭，上焉者早就把醫療當志業，天天積功德。有名的肝病名醫許金川醫師用超音波掃腹部，把肝、膽、胰、脾、腎都看得一清二楚，健保給付約八百元，台大醫院給許醫師幾十元。在可自由訂價的地方，改用美元計算不過分。許醫師數十年來，從來沒有抱怨過，只是他有福報，功德積多了，錢就四方而來。他成立肝病基金會，到處巡迴，積極幫助肝炎病患診斷和治療。許醫師當然是特例，像他這樣的醫師不計報酬，每天無怨無悔的看病，不知多少？我私下跟許多人分析，這一代醫師隨著台灣的經濟成長，雖無發大財，但衣食無虞，比上不足，比下有餘，嘴上說罵健保，到了醫院一穿上白袍，該開的刀，該看的診，該做的檢查，一切都按照規矩來。對大多數的醫師而言，自己的職責是神聖的，錢是身外之物。

然而對醫師而言，最嚥不下的一口氣是自己的專業沒被認同。從社會的觀點而言，在自由經濟的社會，難道我們不都是用錢來衡量價值？因此這些怨氣重點不在收入，而在於價值。這個現象，我們姑且稱為戰後世代的無奈，一個守護全民健康的醫療專業，長期價值被低估，是不可能永遠不變的。扼要地說，社會不能期待未來的醫師都願意犧牲奉獻。以制度的永續發展而言，是不切實際的。一個故事，十多年前台北市的房價剛剛起漲，尚未飆到現在這麼離譜。在天母地區一個新建案，接待人員看到是榮總醫師走進來，第一句話很直白的說：「我們的案子，你們醫師買不起。」這個故事當年在醫界流傳許久。到了今天，台北市建案已經是一般醫師都買不起。買不起房子的醫師如何做功德？所以許多好友問我：「我們便宜又好的全民健保，不知可以撐多久？」我的答案是等大部分做功德的醫生退出江湖後，價格必須大幅上漲。大約何時呢？估計在二〇三〇年左右。

公共衛生界與醫界的恩怨情仇

有一次在公衛界的聚會裡，幾位重要人士在聊天，其中有當年參與全民健保規畫的重要成員，以及時任疾管局局長的陽明大學郭旭崧校長。話題是「全民健保」沒幾分鐘就引爆大家激烈的爭辯，最後郭校長恍然大悟說：「原來我們的健保體系是建立在對醫師不信任的基礎上！」

這句話點出醫界和公衛界在健保議題上的長期對立，在許多醫師的群組裡，到今天還會痛罵公共衛生界提出醫師的合理待遇是「月薪十五萬」。

這十五萬的月薪怎麼來的？讓我們回到二十五年前，全民健保尚未開辦，在衛生署討論醫師的合理收入，規畫小組拿出一份國際分析發現，大部分歐美國家的醫師待遇是在平均工資的四到六倍之間。很不幸的，台灣當年的平均工資只有三萬左右，國際間四到六倍就取五倍，所以江湖上傳言的十五萬就這麼來的！

您會問，全民健保並不訂定醫師薪水不是嗎？對，但是在全民健保討論的過程，出現過這樣的說法，二十五年以後，醫界還是非常的不諒解，真的是「冤仇結很深」。

公共衛生的優良傳統

台灣的公共衛生界，最早和世界上的主流體系一致。大部分的前輩以及歷史上重要的領導者都是醫師出身，葉金川教授之所以進入公共衛生界，是深受他的老師陳拱北教授的影響。陳教授的名言：「做公共衛生的人不要想賺錢，公衛人就是要為全體民眾健康服務。」

這句話當然到了今天還是對的，只不過，陳拱北教授的時代是在二次戰後到一九七〇年代末期，台灣的經濟尚未起飛，反正大家都窮，沒有太大感覺。到了二十一世紀還要一群人犧牲，難度很高。

其次，公共衛生的傳統，喜歡「花小錢，做大事」，最有名的就是疫苗，打一針沒有幾塊錢，可以預防許多重要的傳染病。所以台灣的公共衛生界對於以「治療」為主要任務的醫療體系，長久以來一直有意見。這項主張，公衛界的意見之一就是「醫療無用論」以及「醫療浪費論」。本來醫療就應該注重成本效益，但不親自面對病患，沒有擔負病患生死存亡壓力的旁觀者，永遠不會了解第一線醫師的壓力；由於專業不同、立場不同，所以兩個專業就愈行愈遠。

該是握手言和的時候

這次武漢肺炎的爆發，意外的炒熱了「公共衛生師」的立法。台灣是極少數用大學專業系所來培養公共衛生人才的國家，大部分歐美國家會以醫藥專業人員為基礎，於完成專業訓練之後，再到公共衛生研究所接受公共衛生的訓練。美國許多知名大學都有讓醫師以不到一年的時間（因為不包括暑假），拿到公共衛生碩士的課程。而公共衛生師如果有專業證照，我們要想這些菁英的工作機會在哪？沒有這樣的疫情，平常只有國家的防疫體系有需求，而且職缺很少。所以過去幾十年來，公衛學院最容易找工作的是醫院管理或與全民健保相關的工作。我因為畢業時是醫界，後來進入公共衛生界，過去十五年在生技產業界，感觸很深。公共衛生的背後如果沒有產業，畢業生會很辛苦，十五萬元是二十五年前的往事。醫療無用論在最近的幾個重要研究發表之後，也可以變成歷史了。未來，希望醫界和公共衛生界能重建「互信」，為全民健保與公衛體系一起努力！

醫界缺乏遠見？

今天的年輕醫師如果要怪他們的前輩缺乏遠見，也來不及了。在台灣任何產品或服務價格被訂下一個標準後很難翻身，就比如美容院洗髮或捷運、高鐵，一旦有了公定價就很難漲價。許多醫師說：看病比洗髮便宜，說的也沒錯。在醫界認為大獲全勝的八年後，全民健保總額預算全面施行，十幾年下來醫界對全民健保的不滿愈來愈高。依據最新調查，對全民健保滿意的醫師只有三成上下。而全民健保之所以便宜，首先是建立在超低的醫師診察費。

過勞的醫護人員

醫療費用便宜的第二個原因乃是過低的病床／醫護人員比例，簡單的說人力不足，到處皆是血汗醫院，處處都是過勞。我們都知道提升經營效率就是營運滿載、節省人力。

全民健保總額預算

台灣全民健保實施年度總額預算制。依照《健保法》每年政府核定一個總額預算〔去年實際醫療費用總額×（1＋成長率）〕。醫療院所申報醫療費用以點計，總點數除以總預算即每點的金額，稱為點值。以近二十年來的經驗，點值都不到一元，大約九毛左右，表示醫療服務都是打九折支付。

在台灣，絕對看不到像歐美醫護人員慢條斯理照護病患的優雅。歐美醫師看診一天十個太多；我們五十個太少，天差地別。一天只看十個病患，診察費當然要比現在多至少十倍，醫護人員要不過勞，人力也要增加好幾倍，每個醫師照顧病患人數大幅下降。當然現在的醫護人力是不足的。

便宜的第三個原因在超便宜的藥品，主因是中央健保署強大的議價能力。依據統計台灣新藥的價格大約在國際中位價的五、六折左右。我們用最近的C肝新藥為例，大家就清楚。二〇一三年，美國核准了一顆神奇子彈「Sovaldi」（索羅迪）上市，這是幾十年來，人類第一次發明可以根治慢性傳染病的藥品。目前，最重要的另外兩種慢性病毒感染，愛滋病和B型肝炎都要終生服藥。吉利德公司（Gilead）是全球研發製造抗病毒藥最大的藥廠，年營業額超過二百億美元（二〇一八年）、市值超過九百億美元的公司。二〇一一年以一百一十億美元買下另一家美國公司Pharmasset，二〇一三年，美國核准上市，訂價一千美元一顆，一個療程十二週，共八萬四千美元，沒想到立刻引發美國各界的反彈。

C肝新藥

C型肝炎是一種慢性傳染病，目前沒有疫苗，感染之後，八成左右會變成慢性感染，慢性C型肝炎的病患，平均十～二十％會在二、三十年後變成肝硬化，一旦得到肝硬化，每年有一～五％的機會發生肝癌，而一旦有了肝硬化，肝功能就會惡化到醫學上稱為肝代償失能而死亡。所以這是一種非常嚴重的慢性傳染病。

吉利德公司其實訂價並沒有特別高，這是以美國標準而言，因為在此之前，另一種新藥特拉匹韋（Telaprevir），由Vertex公司研發、生產。在二〇一一年被FDA核准，其治療率高達七十九％，訂價四萬九千兩百美元，但還要加干擾素及雷巴比林（Ribavirin）約三萬美元，大約八萬美元一個療程。而吉利德的Sovaldi以新的複方Harvoni（夏奉寧）上市之後，治療率高達九十七％，二〇一七年上市的Maviret（艾百樂），艾伯維大藥廠研發製造，治癒率可以達百分百，而且所有基因型（C型肝炎有六大基因型）都有效，真是太厲害了，吉利德公司認為他們的藥不算貴。

而美國是自由市場國家，上市之後大型連鎖藥局就開始和吉利德公司議價，由於美國不會公開公司之間的合約，因此許多分析師都以財務報表來估計合約上的藥價大約是訂價的五成左右。美國上市後，歐洲與日本的健保也展開議價，差不多在五成至五成五之間，這些有錢的國家先用，價格高；台灣一向屬於第二線國家，由於全民健保議價能力強，於二〇一七年差不多議價到一折左右，也就是一顆一千元美元的藥以一百美元，一個療程八十四天共約二十幾萬台幣成交。從此，台灣有C肝病患就在健保的保護下接受治療。

長庚的貢獻

一九七八年林口長庚醫院開幕，國道一號中山高速公路全線開通，早期沒有什麼車，當年台中還沒有榮總，中醫大的附設醫院還沒成立，台南成大醫學院及附設醫院還要再十年，台南奇美醫院的崛起是一九九〇年代以後。所以從台南以北，任何車禍直接送林口長庚最快。而王永慶以照顧勞工為「志業」，給醫師好的待遇，不准醫師收紅包，讓勞工以一張勞保單就可獲得好的醫療照顧。在當年，除了台大榮總三總之外，「省立醫院」已經爛到根，這新創的民營醫院，帶給勞工重要的保障。

長庚醫院另一個貢獻，是建立了台灣最早的醫院成本會計，靠的是幾位主要的前輩張昭雄、張錦文和莊逸洲（後兩位已經離開我們了），長庚醫院除了引進台塑集團有名的管理與採購制度外，並基於醫療體系的特殊性發揚光大，建立了醫院成本會計系統。這套制度後來先傳到許多私人醫院（包括非營利的財團法人，以及教會醫院），後來公立醫院也逐漸採用，到了九〇年代全民健保開辦前後，台灣的醫院基本上也已經有了成本會計的基礎。

這個基礎代表的是管理效率，所以台灣醫療費用便宜的第三個原因，是醫院管理改進了現代管理的觀念，可以在激烈的競爭下降低成本，提高品質。台灣因為在一九八〇年代，就是全世界個人電腦山寨版的製造王國，資訊系統非常便宜，在八〇年代，台大、榮總、長庚這類的大醫院才買得起「ＩＢＭ」的主機，到了九〇年代，中小型醫院用個人電腦就可以建立簡單的會計系統。這個優勢遙遙領先世界所有的先進國家，這種後起的優勢，在開始普及時，大家還不清楚其影響，我們要知道每一年省下幾個百分比，幾十年下來都是非常不得了的大數字。

皇帝賞米

在古文化都有這樣的故事，說有一個很有才華的人發明了「棋子」，皇帝百玩不厭，決定重賞這位賢者。賢者說：「我只要一點麥子。請您讓人將麥子放在我發明的棋盤的六十四個格子內，第一格放一粒，第二格放二粒，第三格放四粒，第四格放八粒，第五格放十六粒……照這樣放下去，每格比前一格多放一倍麥粒，直到把六十四個棋格放滿就行了。」這個故事在東方用的就是圍棋盤和米，故稱為「皇帝賞米」。皇帝當然很爽快答應，沒想到答案是天文數字（請自己Google），這便是有名的指數級的爆發力。

指數級（Exponential）也用在傳染病的大爆發，在疫情的最高峰，許多國家的確定病例，每天幾倍幾倍的上升，就是指數級的爆發。這次疫情大家學到了一個符號「R0」，中文是「基本傳染數」，意思是在自然的情況下，一個感染者可以傳給多少人，我們知道一般的季節流感，大約一．三左右，這個數字就可以在冬天，每一個季節全世界有幾千萬人感染。人類已知病毒中最厲害的是痲疹，R0可以到十六；天花是四到五左右，哥倫布登陸美洲時，船上有一位非洲人染有天花，十六世紀拉丁美洲全都不曾有過天花，代表所有人沒有免疫力，跟現在人類面對引起武漢肺炎的新冠狀病毒一樣，結果墨西哥的阿茲特克帝國的首都特諾奇蒂特蘭，當年是拉丁美洲最繁榮的都市，有幾十萬人口，一個天花病毒進去，短短的一年，百分之九十的人口死亡，整個王國人口減少了一半。武漢肺炎病毒的R0是二．三左右，比皇帝賞米還厲害。我們都知道複利的觀念，在高利貸三分利之下三期就翻倍；若是一分利（利率十％）十年翻倍。中央健保局二十五年來，每年用大數據省下來的錢在當時感覺可能不多，但如果再加過去二十年總額用的基礎是已經減肥過基數，而二十年來每年又再省下幾個百分比，時至今日都是不得了的數字。

〈禮記．經解〉：「《易》曰：『君子慎始，差若毫釐，繆以千里。』」我們要解釋全民健保為何不可思議的便宜。最初就是慎始，一開始做對了，幾十年下來差很大！一九九〇年行政院經濟建設委員會衛生部負責規畫全民健康保險，由於資訊不明，對於未來「猜」多於估，情勢相當悲觀。依據全民健保規畫報告資料，推估到二〇〇〇年，台灣整體社會保險醫療支出超過六千億。一九九〇年後，衛生署接辦健保的籌備工作，將預測向下修正，一個高推估，一個低推估，數值約略落在四千億到五千億之間，但健保開辦六年下來，實際花費數字約是三千億。六年下來為國家少花了一千多億。這僅是起始效應，換句話說，全民健保的超便宜，最重要是贏在起跑點！

如來佛的金箍咒

一九九八年，陳時中擔任牙醫師公會全國聯合理事長，和當時中央健保局總經理賴美淑教授簽署歷史性的協議——牙醫總額預算制。以今天他抗疫的表現來回顧當年，他是一個前瞻性思考的領導者。當年的遠見奠下我國全民健保總預算的基礎。以結果論，陳理事長那時的決定不論對牙醫界或對健保局皆是雙贏，因為他已洞察到全民健保的財務困境。這歷史性的協議才簽下，過沒多久健保局就發布健保財務警訊。時值二〇〇〇總統大選，第一次政黨輪替，陳水扁總統延請時任慈濟大學校長李明亮教授擔任衛生署署長。李教授一看虧損數字，他嚇壞了！任何人只要不曾在政府或金融控股公司總部或台積電等大型國際公司工作的，這輩子可能銀行有幾百萬就很了不起，像李教授這樣的學者，最大筆的錢可能是當年在美國置產，但一九八〇年代，美國房子有三到四間房的平民豪宅也才幾十萬美元。當李教授看到健保預計累積的虧損數百億，差點沒暈倒。他常說：你們知道百億是幾個逗點？是十一位數有三個逗點。一般人不常看就會少算一位數，所以我們常笑說：「長官，差一個零差很多。」

高利貸

大家都曉得高利貸的可怕，其實所有的R0大於一，只要時間拉得夠長，最後就是無限大。流感大約是三分利（一．三），所以三期翻倍，早期台灣菜市場有算日利率，很像跟黑道借錢，十％的利率（一分利），十天翻倍，一個月變三倍，真的是跟時間賽跑，不過全民健保是看十年以上的長期趨勢，我們來看二十五年會有多大差別。

行政院規畫全民健保曾悲觀預測，健保開辦第一年要花將近四千億元。沒想到開辦第一年（共十個月）只花了不到兩千億，第二年兩千兩百四十八億。到了二〇〇〇年，總額預算全面實施的二年前，才三千零八億。如果依據當初經建會規畫的推估會超過六千億，後來衛生署接手把估計值調低，其中低值估計也要四千億。基數不同，結果大不同是其一（圖5），接下來總額預算制度的推行，抑制醫療費用成長是其二，從圖中的數字我們了解到，若當年沒有用大數據，全民健保醫療費用到了二〇〇〇年，行政院經建會推估將來到六千億。這短短的六年，政府總共少花了一兆五千億元，若以衛生署接辦之後的低估計，六年下來也省了四千八百多億，相當於當年全民健保二十個月的支出。如果我們當時的基數已經墊高，二十年來差多少？用衛生署的低推估為基數，每年平均成長百分之五，二十年後，一年要差約一千三百億；二十年總共相差約二兆。如果我們當年沒有用總額預算把費用壓在五％左右的成長，而如同韓國一樣每年平均成長八．七％，到二〇二〇年，我們一年要花近二兆新台幣，這二十年總共要多花七兆五千億。

把基數墊高，雖然成長率不變，二十年下來也是很可觀。如果當年的基數由二千億升高到二千四百億，二十五年後也要差一千二百億左右，差不多是二個月的安全準備金，二十五年下來共省下了二兆。

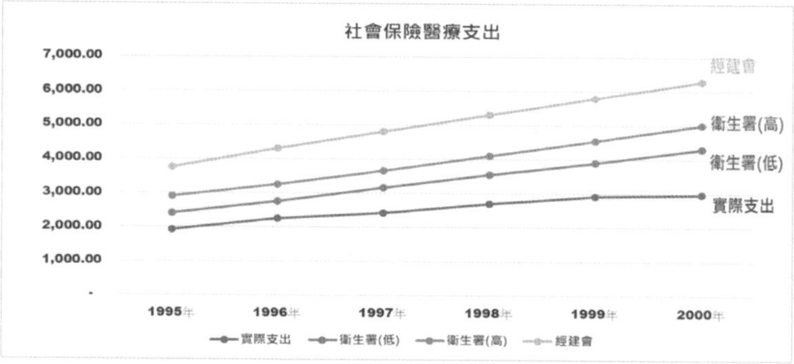

單位：億元，NTD

與實際支出差異	1995年	1996年	1997年	1998年	1999年	2000年	TOTAL
經建會	1,832	2,049	2,383	2,610	2,882	3,328	15,084
衛生署（高）	982	999	1,233	1,410	1,632	2,028	8,284
衛生署（低）	482	499	733	860	982	1,328	4,884

圖5　一九九五～二〇〇〇年社會保險醫療支出
（楊領嘉製表）

世界俗

我們以前在鄉下，形容「大到無法想像」，一個用世界，另一個用反諷詞「夭壽」。所以世界俗、夭壽俗都是形容便宜到無法想像的意思。我們再把剛剛的分析做一個總結：

首先，根據哈佛大學和長庚大學的共同研究，開辦全民健保並沒有多花錢，全國的總醫療費用，如果沒有辦健保也會花那麼多（後續詳細解說），當時全民健保規畫時期的推估，認為會多花很多錢，後來證明不成立，以最低估計來比較一九九五年就相差了四百億。

其次，健保一開辦就全面電子化，所以在上世紀來就用「大數據」查帳，這個效應六年下來節省了約三百五十億（二〇〇〇年）。但兩個效益相乘，光是二〇〇〇年那一年就相差了近千億。

第三，我們在二〇〇〇年前後開始推動總額預算，所以二十年來每年醫療費用成長率大約五％左右，相較於韓國，每年成長八．七％，二十年下來差距是一倍。如果二〇二〇年每年健保支出約七千億，那麼用韓國的成長率就是一兆六千億，以我國十八兆左右的GDP，大約是九％，已接近OECD（Organization for Economic Cooperation and Development，經濟合作暨發展組織）的水準。如果用韓國為標竿，用GDP的八%，那麼大約一兆四千億左右。而二〇二〇年實際支出會是多少？才七千億！相差了七千億！

第四，不論用微觀，就是所有人在國外、大陸看病的經驗，或者用宏觀，就是用國家整體醫療支出；不論用「比例」，例如：醫療總支出（HCE）占GDP的比率，或是實際金額，我們可以了解台灣的醫療實在太便宜，而且是「世界俗」！

我相信，如果用一個字來形容台灣的全民健保，那就是「俗」，這裡是便宜、大眾化而普遍的意思！

台灣難波萬

台灣受到日本影響，很多用語是日式英文，再轉變成台語。例如卡車叫拖拉庫；計程車叫太可惜；軸承念作麥仔令古，方向盤叫韓多魯，還有馬達、引擎。也有直譯國語像是口袋怪獸（Pocket Monster）日本簡譯Pokémon，我們說是「寶可夢」。而難波萬就是第一（Number One），一級棒（Ichiban）的意思。

台灣全民健保世界第一，這個頭銜得來不易，大家要珍惜。而我們的第一不是品質第一，因為不管是從硬體或最先進的設備，我們都投入得太少。我們的第一其實是平民的小確幸——性價比第一。最重要的例子是二〇一四年香港匯豐銀行發表的一張圖表（圖6），橫軸是品質，愈往右邊品質愈好；縱軸是負擔能力，愈往上負擔能力愈高。抗煞總指揮李明亮教授第一次看到這張圖就到處與大家分享，他說：「你有沒有看到？沒仔細看還找不到台灣在哪？原來在遠遠的角落。」這張圖最能凸顯台灣人的幸福。便宜方便又質優，不論年齡、收入、種族、居住地，人人有保這種制度到哪裡找？後面章節我們將分析「省過頭」有哪些後遺症？

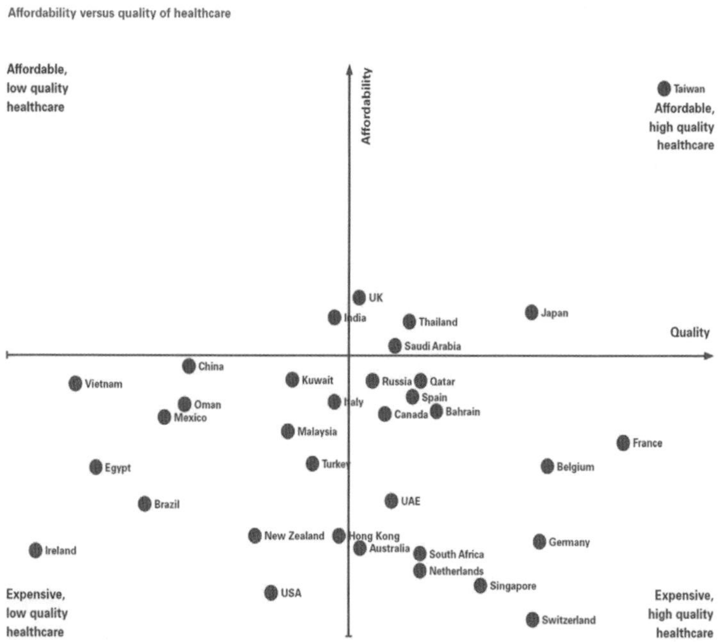

圖6　世界「負擔能力與醫療品質」比較
資料來源：二〇一四年HSBC Expat Explorer survey

第七章

方便

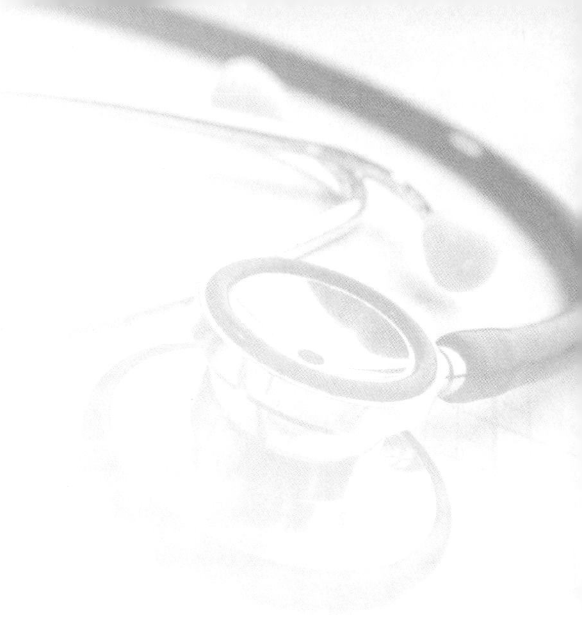

軍中名言：「我給你方便，你卻給我隨便！」

根據我的恩師美國哈佛大學蕭慶倫教授的回憶，他說《全民健保法》在一九九四年立法完成之後，李登輝總統打了電話給他，說：「雖然大功告成，您建議的都納入，但支付制度的改革沒有成功。」除了支付制度以外，蕭教授的建議中最重要的制度之一就是「轉診制度」。

我們接下來介紹最不浪費的制度「家庭醫師制及轉診制度」。

家庭醫師制及轉診制度

家庭醫師制就是每一個人（或家庭）都有固定的醫師，生病一定先找自己的家庭醫師，家庭醫師通常是一般科或全科。台灣近年流行家庭醫學科，基本上就是什麼病都能看的全科醫師。若遇到複雜的病就轉診給專科，例如皮膚科、眼科、耳鼻喉科。病情嚴重需要各種儀器或必須住院時，就需要轉診到醫院，所以先讓家庭醫師看診，有需要時再轉診稱為轉診制度。

這樣的制度當然不浪費，歐美各國都是這類制度，醫療浪費通常不是議題。諺語有云「有一好，無兩好」，不浪費的制度，民眾有無抱怨？其主要抱怨來自看病不方便、無法自由到各種專科看診，尤其是耳鼻喉科、眼科或皮膚科，又或者需要排隊等待。這些問題尤以實施公醫制度的英國最有名。

天霸王條款

《全民健保法》從第一天開始就有一個天霸王級的條款，至今沒有任何一任執政者敢拿出來用——第四十三條：「部分負擔在基層診所是百分之二十，但未經轉診到各層級醫院……醫學中心百分之五十。」您沒看錯，直接到台大、榮總、長庚看病則自付一半。平均七、八千元，人民不暴動才怪。有趣的是第四十三條是當年醫師公會堅持的條款，應該可

《全民健保法》第四十三條

保險對象應自行負擔門診或急診費用之百分之二十，居家照護醫療費用之百分之五。但不經轉診，於地區醫院、區域醫院、醫學中心門診就醫者，應分別負擔其百分之三十、百分之四十及百分之五十。
前項應自行負擔之費用，於醫療資源缺乏地區，得予減免。
第一項應自行負擔之費用，主管機關於必要時，得依診所及各級醫院前一年平均門診費用及第一項所定比率，以定額方式收取，並每年公告其金額。
第一項之轉診實施辦法及第二項醫療資源缺乏地區之條件，由主管機關定之。

以立刻達到強制轉診的目標。只是威力如此大，雖立了法，也沒人敢實施。而二十幾年來修法不下十次，每次健保局希望刪除，醫師公會誓死反對。不只醫師公會希望政府用比較強硬的手段讓民眾回到基層診所看病，許多專家學者也相當認同。

小間轉大間，最後轉到太平間

有了天霸王條款，只要依法實施，自然就達到強制轉診的效果，以當年台大、榮總、長庚的平均醫療費用在一萬五千元左右，百分之五十的部分負擔就是七千五百元。當年張博雅署長看到這個數字，知道事態嚴重，在開辦一個月後臨時叫停，當時民間傳出一個口訣說轉診制度是「小間轉大間，最後轉到太平間」。這句口訣的殺傷力非常大，執政黨的國民黨政府知道，如果逆著民意改革，年底的立委選舉就完了。所以回復到開辦第一個月的做法，醫學中心部分負擔只要一百五十元！這個超親民的價格，讓有些私人醫學中心，忍不住貼出「一百五十元，隨便你看！」的海報。

台灣有三寶

小學課本寫道「東北有三寶：人參、貂皮、烏拉草」；台商到大陸因為拿不出什麼好東西，只好說「台灣也有三寶：勞保、健保、一九九吃到飽」。

說穿了，當年台商到了大陸，看到山川壯麗，物產豐隆，想想家鄉的那些水果，實在擺不上檯面，只好用這句話自嘲，而這些制度都有一個共通點，就是「大鍋飯」。

四十幾年前，一本《天下沒有白吃的午餐》（*There's No Such Thing as a Free Lunch*，傅利曼，一九七五）的英文書，翻成中文後，在台灣大受歡迎，從此，天下沒有白吃的午餐變成批判所有「免費＝浪費」的制度，最好用的名詞。

而白吃午餐的反面，就是使用者付費，而健保的使用者付費制，就是「部分負擔」。

部分負擔制

在台灣「使用者付費」有許多粉絲，尤其是企業界。但是台灣醫界也有許多支持者，這在全世界倒是個異數，大部分先進國家的醫師都比較支持就醫無障礙，像英國、法國看病零負擔（1st dollar coverage），加拿大也一樣，許多歐美國家實施部分負擔，一定會說：「不是為了財務」，同時會訂定個人負擔上限，例如：澳洲，看家庭醫師免費，但拿藥有部分負擔，每張處方箋最高三十八元澳幣，每年自付上限一千五百澳幣左右。

德國雖然在二十世紀就有部分負擔制，但是二次大戰之後，到基層醫師看診是免費的，藥品的部分負擔，過去一世紀以來，有時採定率有上限，有時用定額，不過通常會設年度上限。

為什麼先進國家，明明健保財務遇到這麼多困難，為什麼不接受這麼簡單的「使用者付費制」？

不要以為歐洲國家不懂使用者付費這麼簡單的道理，這是涉及一個國家最上位的價值觀，武漢肺炎疫情在中國大陸得到控制之後，共產黨當局想輸出中國抗疫模式，但是，立刻就引發民主國家說：「怎麼可以沒有法律根據而強制人民自由？」在SARS之前，以美、加為例，如果要居家隔離，需要申請法院強制命令，那怎麼會來得及？對，都來不及，所以民主國家會問，在什麼條件下，憲法所保障的人身自由，可以被犧牲？法國革命的口號「不自由，毋寧死」，我們沒有感受過，但是，防疫重要還是自由重要，在民主國家是最上位價值觀的討論，像大陸把門釘起來，或菲律賓不遵守者直接槍斃，當然有效；但文明國家為了自由民主想達成相同目的要用複雜的方法。

醫療是基本人權嗎？

這些國家的問題，在於他們都認同，醫療是基本人權，所以不能用簡單的使用者付費來解決健保財務的問題，所以我先問大家：「您贊成醫療是基本人權嗎？」

如果您的答案是否定的，通常您是社會菁英、是成功的族群，與魯蛇距離十萬八千里；不過菁英通常是寂寞的。全球主要國家只有極少數採這種立場，不認為醫療是基本人權，而是個人責任。最有名的是新加坡以及中、美兩大國，這個基本立場決定了最高指導原則，這三個國家因為這原則，所以實施的是最不浪費的制度，因為大部分花自己的錢，有浪費也是自己家的事，不是公共議題，有關新加坡、美國、中國的制度，我們稍後討論。

世界上經濟發展到達中、高收入以上的國家，絕大多數認為健康是基本人權，沒有任何人可以因財務困難而得不到醫療。雖然這些國家認為健康是基本人權，但亦認為就醫權利是必須受到限制，因為看病的費用是大家的錢，不論是用全民健保、公醫制度或福利制度，皆有一部分或全部用稅收支付，並非只花自己的錢。

方便變隨便

二〇二〇年四月十八日，指揮中心宣布敦睦艦隊有疫情，初步了解有十幾個官兵染疫。一時之間輿論大譁。我想起這句軍中班長最常教訓我們的名言：「我給你方便，你卻給我隨便！」

台灣全民健保的就醫自由舉世無雙，真是幸福，但方便的另一面就是隨便。國際上很少有社會保險或公費醫療制度允許民眾「無限制」到處就醫，所以都會用制度來限制就醫的權利。所以我們說，只要限制就醫自由，浪費的問題解決了一半以上。更重要的是太過自由的就醫行為對於許多慢性病例如糖尿病、三高（高血壓、高血脂、高血糖）的照顧連續性不佳，用家庭醫師制可大幅提升這類疾病的照護品質。進一步避免許多不必要的併發症如洗腎、中風、心臟病、視網膜疾病等。這些指標稱為「健康品質與可近性指標」（HAQ Index）可以進一步提升醫療品質，這部分我們後面再細談。

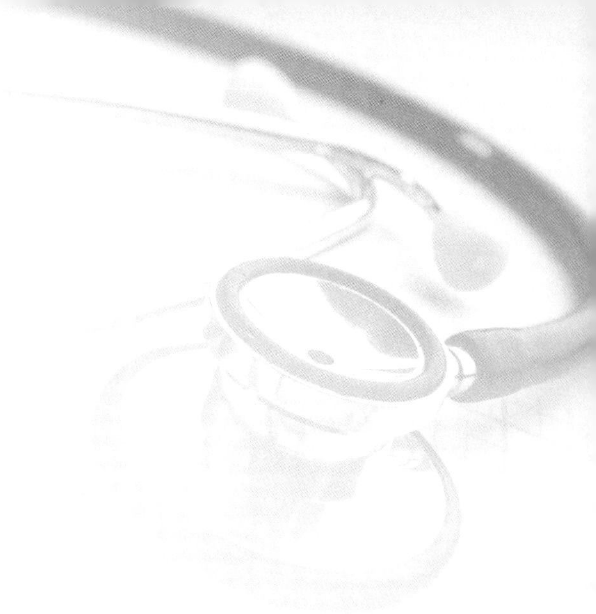

第八章

怪咖

怪咖：行事不按正軌，但又很厲害的角色。

二〇二〇年，世界迎來一隻又大又黑的「黑天鵝」新型冠狀病毒，幾個月下來，國際間才發現台灣真是個怪咖。一個二千三百多萬人，經濟排全世界前三十名的國家，被排除在世界衛生組織之外長達幾十年，然而卻在「抗武漢病毒」的戰役中一戰成名，情節真像武俠小說，一個被逐出師門的不肖徒弟，幾十年後在武林擂台上一戰成名。不過，早在這次防疫體系成名之前，台灣全民健保這個怪咖，就已經在國際上赫赫有名。

初試啼聲

二〇〇一年二月，我奉李明亮署長之命，接任中央健保局第三任總經理，我邀請了我的恩師，全民健保規畫小組總顧問，任教於哈佛大學公共衛生學院的蕭慶倫教授來台，我請教他一個問題：「台灣的經驗在國際上會怎麼看，我們的成績如何？」蕭教授想了一下，說：「需要發表國際級的學術性文章。」因此，我就委託他開始進行研究，經過二年，結果發表在美國衛生政策最重要的期刊《衛生事務》（*Health Affair*），二〇〇三年五、六月那一期，剛好是SARS疫情結束。這兩篇文章第一篇是蕭教授和他的愛徒，長庚大學管理學院醫務管理學系的盧瑞芬教授共同執筆，論文題目是〈全民健保會讓醫療照護負擔不起嗎?台灣的經驗〉（Does Universal Health Insurance Make Health Care Unaffordable? Lessons From Taiwan），這篇文章以實際的資料證明了，健康保險界熟知的現象，所謂的保險效應（Insurance Effect），就是原先沒有醫療保險的人，一旦有了保險，會突然需求大增，也將帶來一定的財務衝擊，這個效應，是許多國家想辦健保最擔心的。以我國為例，健保開辦前，未納保人口超過四成，而且是使用率高的老弱婦孺。我們的確看到了一開辦醫療需求大幅飆升，但效應只有一、兩年，所以文章最後的結論：「台灣的經驗證明，如果沒有開辦健保，全國民眾還是要花同樣那麼多錢。」這個結論非常重要，就是我們當年在極端困難的政治環境下，完成改革，推動全民健保，結果是社會沒有多花錢，但四成的民眾得到保障。整體社會沒有多花錢，指的是全國醫療支出，但肯定是有人多出錢，例如不太生病的年輕人；有人少出了錢，例如原來沒有保險而發生急重症，負擔變輕。除此之外，來自效率提升，及單一保險的議價和管理能力，我們在後面文章會仔細分析。

原來錢從來不是問題！

這篇文章最重要的發現，完全出乎大家的預期：「原來錢真的不是問題！」那麼為什麼，世界上只有少數的國家做得到？答案在「政治決心」（Political Commitment）。因為要進行這麼龐大的社會工程，從某個角度而言是利益重分配，全民健保最大的成就是達成「公勞農保」的整合，再擴大到全民。為什麼說整個社會沒有多花錢？簡單的說，四成沒保險的人都用自費，自費市場價格高，其餘近六成由各種保險覆蓋這些錢，加起來就足以讓全民皆納保。有公、勞農保，政府和雇主的補貼。以勞保為例，雇主付八成，勞工付二成，但只保受雇者，眷屬不保，一旦眷屬納入，雇主的補貼大幅升高，當然反對。有趣的是，當年勞工居然也反對，全民健保在立法院通過那天，勞工團體代表鄭村棋從二樓旁觀席跳下議場，嚇壞了在場的立委以及主席劉松藩院長，立法院外，抗議的勞工在外面燒冥紙，為什麼？因為勞工的負擔由二成變成三成，但眷屬可以納保，難道不划算嗎？反觀全世界雇主和勞工都是對半（50／50）分擔保費，台灣勞工待遇以這點而言是優於國際水準。沒想到這個小小的百分之十，可以觸動那麼大的抗議，今天回想起來真的不可思議。

利益重新分配

我們用簡單的觀念來看，對於大多數薪水階級且健康的人，每月交的勞保費頂多只有幾百元，沒有感覺，倒是雇主負擔八成比較會計較。一般的薪水階級只有少數人會有急重症的機會，但勞保可以看小病，到了月底，公司會把勞保單分配給員工，在那個年代，勞保單就是消費券，約值幾十元到幾百元，有人拿去看感冒換維他命，有人換便當，更有人輕病住院，甚至一人保全家保。全民健保之前，有保險的人有保障，也有一定的濫用與浪費；無保險的人，小病靠自己或家人，大病靠自己。許多中小企業主沒有勞保，一生病經濟立刻陷入困境。開辦全民健保後，企業主（雇主）負擔增加，勞工雖然增加一些負擔，卻是全家皆有保。最大受益者是之前約百分之四十左右沒有保障的民眾，尤以重症（癌症、洗腎、先天遺傳疾病各種慢性病）的族群獲益最大。是利益的重新分配，而反對最為激烈的當屬雇主。

李登輝總統的決心

蕭慶倫教授在多年以後，跟我分享他當年的觀察，他認為若非當時李登輝總統的睿智與決心，全民健保是辦不起來的，他說只要他回到台灣，李總統一定召見，而且是單獨召見，不准主導規畫的經建會以及後來接手的衛生署首長的陪伴，因為他要聽蕭教授真正的看法。健保法通過之後，李總統親自向他致謝並說：「很抱歉，您建議的支付制度改革，立法院沒有通過。」除了當年李總統的遺憾以外，蕭教授的另一個主要建議——轉診制度，二十五年後還是無法在台灣執行。台北市長柯P曾發表演講說：「台灣的健保，以及公勞農保，一定會倒，因為在位的人都不敢改革，健保要實施轉診制度，才能永續經營。」二〇一八年柯P連任成功，二〇二〇年又組了民眾黨，成為立法院第三大黨，或許二〇二四年有機會當上總統，我們屆時就有機會看到他的魄力！

李登輝的決斷力與壓力，另一位見證人是現任台灣戰略模擬學會祕書長的張榮豐，他一九九六年進入總統府，長期跟隨在李總統身邊。有一次李總統在書房嘆了一口氣對他說：「為了推動全民健保我把一些醫界朋友都得罪光了！」當年許多醫界前輩認為實行全民健保一定會吃垮國家，所以極力反對。而醫界只是眾多反對聲音的一小部分。

張榮豐行事低調，SARS流行期間，他代表國安會到指揮中心觀察，看到指揮體系的亂象，知道衛生行政的文官體系完全沒有受過訓練，長官都是靠自己的直覺在指揮，因為這些長官通常是醫師背景，而且都很聰明，所以他以「拚天才」形容。今天陳時中部長主持的指揮中心是在經過他的指導之後，由陳建仁副總統（當年的衛生署長）及國立陽明大學郭旭崧校長（當年疾病管制局局長）建立的。據說他也是柯P第一次競選台北市長的軍師，或許有一天他會成為下一次健保改革的跨世紀橋梁。

健保大使——倫哈德夫婦

二〇〇三年還有另外一篇重要論文是蕭慶倫教授邀請普林斯頓大學政治經濟學教授，美國醫改大師、前白宮衛生經濟顧問倫哈德教授（Prof. Uwe Reinhardt）後來交由他的夫人鄭宗美女士執筆。鄭宗美女士是台大法律系畢業，早年留學美國遇上了倫哈德教授，結下一段異國姻緣。鄭女士的文章是〈台灣的全民健保制度其誕生以及到目前為止的經驗〉（Taiwan's National Health Insurance Program: Genesis And Experience So Far）。是全民健保開辦之後，以英文將台灣健保制度寫的最清楚明白的學術文章，這兩篇文章發表之後，由於蕭教授與倫哈德教授兩位的知名度，開始吸引美國學界與政界的注意，又因為倫哈德教授是美國醫療衛生界有名的名嘴，每場演講都是滿堂彩。鄭女士多年來在她先生身邊學習也成為全民健保專家，這對夫婦後來都獲頒總統府勳章及衛生獎章。我曾在許多場合稱他們兩位是健保大使，因為他們兩位經常在國際研討會上分享台灣經驗。從二〇〇三年起，許多媒體都是因為蕭慶倫教授和他們夫婦兩人在多場國際研討會替我們宣揚國威，才被吸引到台灣來，其中最重要的是二〇〇八年美國公共電視製作的《全世界生病的人怎麼辦？》（*Sick Around the World*）。

Sick Around the World

二〇〇七年秋，我國的總統大選正起步，美國公共電視透過蕭慶倫教授捎來一個訊息，他們想製作一個專輯來報導全球有哪些國家的「全民健保制度」值得美國學習。隔年的美國總統大選是歐巴馬當選，在二〇〇九年全球金融危機之後，推出有名的歐記健保（Obamacare），正確名稱《病人保護與平價醫療法案》（*Affordable Care Act*）。歐巴馬有沒有看過這個專輯？我不知道，但專輯選了德、英、瑞、日、台灣的制度做參考，一下子就把台灣和全世界醫療強國相提並論，真是太帥了！

這個專輯還在美國公共電視（https://www.youtube.com/watch?v=h4rg-DJBd34）的平台，有興趣的人可以上網了解。簡單的說德國是社會保險的老祖宗；英國是公醫制度的代表；瑞士是多元保險人的典範；日本則是亞洲第一個實施全民健保的國家；而台灣是二十世紀末新加入的成員，剛嶄露頭角。

這個長播型的專輯是美國公共電視的精心製作。《衛生事務》（*Health Affair*）的兩篇論文，一般只有學術界與真正研究健保制度的專家或政府部門官員才會研讀。有了美國公共電視的影片，台灣的全民健保開始揚名國際。

二〇〇九年一家非營利的媒體國際公眾電台（Public Radio International），做了一個台灣全民健保的深入報導。他們以劉小鳳（音譯）一位五十八歲的退休人士為例，說她有朋友住在芝加哥，生病時如果需要看醫生，寧願搭二十個小時飛越太平洋到台灣看病。這些僑胞說機票比在美國看病便宜，在台灣看病比美國好太多了。

這個報導特別用賣漢堡來說明台灣健保的單一保險制，記者寫到：「很多人以為單一保險制缺乏競爭，其實不然，台灣制度很像在市場裡面有許多攤同時賣漢堡，但政府統一規定了一個很便宜的價格，一個賣一美元，結果呢？大家無法用價格競爭，僅能以品質競爭，牛肉多不多、是否多汁味美，服務好不好！」台灣健保的兩大特點，第一價廉質優。搭飛機跨太平洋回來都划算；第二單一保險人之下是所有醫療診所的競爭，所以品質與服務不會如英國公醫制度缺乏效率。

僑胞回國用健保引發另一場論戰，這是後面會探討的議題。

世界第一

二〇〇七年九月，一位德國新聞工作者（Malte Zeeck）由於工作需要經常旅居海外，特別感到孤單，於是在科隆創立了InterNations，專給外派人員的社群網站，引起巨大回響。目前共有一百四十幾萬會員，涵蓋一百九十五個國家，三百九十個城市。這個組織每年會對會員進行調查並發布外派人員最佳與最差國家排行榜，及生活品質調查。台灣於二〇一六年第一次納入即擠下新加坡成為第一名，主因為醫療方便且便宜；二〇一九年重回第一名（表4），在生活品質上排名第三名，其中空氣汙染減分，醫療品質加分。

您滿意嗎？

我們先看「全民健保民眾滿意度調查」（圖7），這是中央健保署（局）從一九九五年開辦全民健保至今，持續以全國性的抽樣調查所進行的民調。有

表4

InterNations 2019 最佳旅居地排行榜
1. 台灣
2. 越南
3. 葡萄牙
4. 墨西哥
5. 西班牙
6. 新加坡
7. 巴林
8. 厄瓜多
9. 馬來西亞
10. 捷克

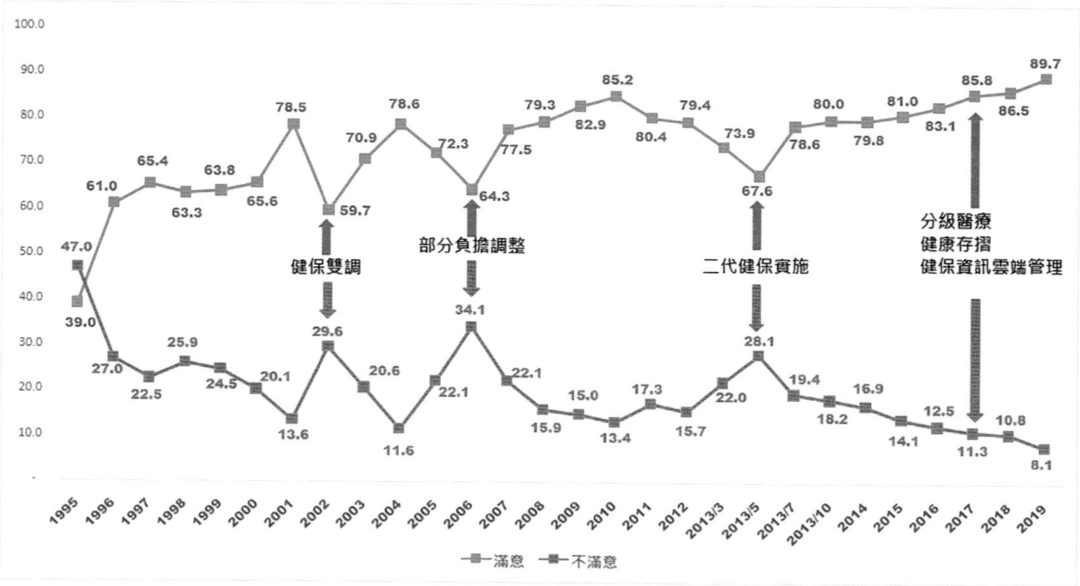

圖7　全民健保滿意度調查
資料來源：中央健保署

以下三個觀察重點：

健保開辦半年後，滿意度就突破五成，往後的二十年來從未降回開辦時的水準。滿意度的長期趨勢是持續上升，至二〇一九年最近一次的調查已經接近百分之九十，期間大部分時間皆在百分之七十以上；只有兩次例外，第一次是二〇〇二年的「健保雙漲」，是全民健保開辦後，第一次調漲費率同時調高部分負擔；第二次是「二代健保」修法通過實施，有名的補充保費開始徵收。

台灣政府施政，一九九〇年代開始導入直接民主後，沒有任何制度可得到如此絕對多數的民眾支持。

全民健保民眾支持度這麼高，為什麼要到最近幾年民眾才了解到「全民健保，世界第一」？首先，台灣人有強烈的自卑感，從不相信自己有辦法如此優秀。上世紀末電子產業的最高峰期，台灣人曾經有過信心；但過去二十幾年來，中國的崛起又把信心給擊垮了。

其次，對政府的不信任，不論是哪一黨執政，似乎已成為常態，才剛拿到高票當選的總統，過沒幾個月支持度就一路下滑。全民健保是公辦公營，基因裡沒有一點「好種」，怎麼可能打世界盃？再者民間企業除了台積電等，少數公司經過多年的試驗才勉強有幾家在世界上排上名，以政府主導的制度怎麼可能？

不要懷疑你沒有在作夢！

全民健保的前世今生

要了解全民健保的成功，要從歷史講起，最好的一本書是葉金川所著《全民健保傳奇》，葉教授是大家熟悉的抗煞英雄。當年SARS期間和平醫院封院他隻身戴了口罩，一件T-shirt進駐熱區（Hot Zone，疫情爆發的震央）的照片深植人心，他是將全民健保做成功的最核心人物。蕭慶倫教授於二〇一九年發表一篇回顧當年受邀回台擔任全民健保總顧問的文章，其中有一段說明他們所規畫的、做得成嗎？（Did it work?）這是所有研究政策的學者專家最關心的問題，紙上談兵真的有用？蕭教授文中說台灣當時很幸運找到一位非常能幹的政府官員，他的執行力太帥了！（Taiwan was fortunate to have a capable officer, He did a super job.）他以這句話來稱讚葉金川。我設法引用他當年的一些觀察來讓年輕一代的讀者了解一下當年全民健保開辦時的一些背景。

一個健保，各自表述

葉P的《全民健保傳奇》於二〇〇二年三月初版：序當中寫下這麼一句話：「現在要去論斷健保的功過，為時尚早，恐怕要二十年後再來評斷健保成效，才有意義。」他當年如此低調以避免大家太早對全民健保的成效做定論，主要的因素是當時健保財務不佳，社會上普遍對全民健保充滿負面批評。果然，這本書才出了半年，就迎來有名的健保雙漲，所以立刻再版，本來說要改名為「我的野蠻健保」，他在以「一個健保，各自表述」為題的二版序中提到：「健保雙漲引起的反彈來自於勞工、醫療改革基金會、消基會及立法院等，反對聲浪不斷。在這同時，健保局邀請了美國普林斯頓大學國際知名的衛生經濟學教授倫哈德來台針對健保制度提供建議，他評論說，台灣的健保制度是世界各國中效率最高的國家之一。另一位國際級的哈佛大學公衛學院的蕭慶倫教授，也針對一九九五年至二〇〇〇年的台灣健保實施狀況進行評估，評估項目包括健康狀態、可近性、財務公平性、民眾滿意度及醫療品質等，結果不論從哪個面向看來，評價幾乎都是正面的，而在財務公平性這項評估，與其他先進國家比較，也是名列前茅。」他又說：「我對健保的前途仍然是感到茫茫未明。雖然有人說，健保的問題就是健保不可能倒閉，但是民眾的健康保障水準是否仍然能夠維持，就難說了。」

這段話是全民健保開辦後七年，SARS爆發前夕所寫的。他的悲觀來自於兩個重量級人物，一位是當時的總統陳水扁，他說：「這是一個嚴肅的問題，好不容易增加了六％的預算成長，卻必須挹注全民健保的虧損，以致排擠其他建設推動，因此，此一制度是否繼續推行，有待衛生署及醫療相關單位妥為檢討面對。」其次是經營之神王永慶也代表企業主，在媒體發表了萬言書，嚴厲批判說：「健保不要也罷！」

十八年後的今天，我們很難想像，當年大家對全民健保為何充滿如此多負面批評！當年我在他這本書寫的序，可以略窺當時的背景以及政治環境，同時也比較了一些國外的制度，所以節錄於後。

二〇〇二年新春，前行政院長唐飛先生在現任院長游錫堃的新春酒宴中說了一段感人的話：「過去一年多時間在國外，感覺到『國外的月亮不一定好』，在國外就很難找到像台灣這麼好的健保；雖然健保也有一些問題，但以這樣的負擔水準，卻能得到這麼好的照顧，非常難得。」唐飛先生的這段話，道出了許多海外僑民的心聲。

在美國，每個家庭平均一年要繳六千美元的保費，依雇主補助的比例不同，每個月負擔幾百美元，大約是台灣的十倍，看病時要先付數百美元至數千美元不等的

「自負額」後，每次看病再付十至十五美元以外，拿藥還有部分負擔。看病一定要預約，如果醫師認為病情不重，還約不到，難怪許多僑民寧願搭飛機回國看病還比較划算。

服務於美國奧勒岡州立大學的醫療經濟學家紀駿輝副教授說，今年他的保費上漲十五%，他班上的一個學生，先生的公司提供的健保一年要九千一百七十美元，公司出三分之一，他要自付六千六百美元，而他的薪水只有一萬兩千美元，這是美國為何有四千多萬人沒保險，這些收入較低的人不敢生病，也生不起病。平時小病吃成藥，一旦有重病，就到醫院急診室。幸好美國的社會福利制度還算不錯，只要沒有財產，把存款花光，辭掉工作，最後領救濟金時就享有免費的健保。

去年，專欄作家王英明醫師寫了一個移居紐西蘭的僑胞因魚刺鯁到，專科醫師又剛好去度假，求醫無門，不耐等候，飛回台灣才兩個小時就除去魚刺，探親訪友三天後再飛回紐西蘭的故事。過去只有日本人因地緣之便來台做牙齒順便旅遊，健保開辦後，美、加地區住民回台檢查、手術、看病拿藥已經成為太平洋航線的另一個客源。

二〇〇二年年初，一個美國國會訪問團到中央健保局訪問，聽到我們國民平均每個家庭月繳三十至四十美元，看病時自負額不到五美元，實施七年不調費率，訪問團中就有人開玩笑說：「該移民台灣了。」當訪問團員又問到現在台灣社會對健保最不滿的是什麼時，我們依照我們民意調查的結果回答是：「制度不良、經營不善及醫療浪費」，而許多人嚮往美式的商業保險：「看病多的多繳費，到大醫院要轉診」時，幾乎每個人都瞪大了眼睛。

在大陸的幾十萬台商，更是不敢在大陸生病，許多台商小病自己看、大病回台灣，不得已時，以比台灣貴的費用住進「外賓病房」。二〇〇一年十月，《商業周刊》做了一個「旅居上海大調查」，發現與生活相關的十幾個項目中只有「醫療品質」一項上海比台灣差一大截，是台商旅居上海最擔心的問題。

新加坡的「醫療儲蓄帳戶」是許多人推薦最適合國人習性的制度，日前，美國波士頓大學亞里斯教授（Randall Ellis）來台演講「健康保險風險校正技術」時，提到他教過一個來自新加坡的學生，在學校一直誇耀新加坡制度的效率，但是他的父母親卻因醫療的不便移居澳洲！新加坡在公平性方面被世界組織列在富裕國家中最末座，在全球排名與黎巴嫩並列一〇一名。

而大陸近年來為推動醫療改革，由新加坡引進「醫療儲蓄帳戶」的制度並加以改良，目前已推行於上海、北京等主要城市的一億多勞工，衛生署長李明亮形容大陸的制度是「截頭去尾，中間保一半」。小病要從自己的帳戶付，大病給付有疾病的限制，最高給付十萬人民幣，超過的部分要再買商業保險，這個號稱最不會被濫用的制度，應該很便宜吧？不然！大陸的費率平均是台灣的兩倍以上，上海是十二％。

在大都市的勞工還算有保障，到了鄉下，一九七八年改革開放前保障廣大農民的「赤腳醫生」制度早已瓦解，根據世界銀行的統計，每年約有四．五％的農民因付不起醫療費而破產。一個堅持「社會主義路線」的國家，以最赤裸的資本主義經營醫療，許多地方公立醫院靠賣藥賺錢，卻讓自己的人民「因病而貧」，大陸的制度在全球一九一個國家中排名一五〇左右，其公平性是倒數第四名。有趣的是台灣醫界指責健保局是共產黨。難怪有些榮民弟兄返鄉探親時，帶的是一箱遊走各地醫院診所，以台灣健保卡領來的各種藥品。

名作家柏楊先生感慨地說：「有了全民健保之後，是中國歷史上第一次人民敢生病、生得起病，而且可以大大方方地生病，愛生什麼病就生什麼病。」

這就是五十年來台灣最大、最成功的社會工程——全民健康保險。

但是全民健保成功的故事一開始卻像一個揮之不去的夢魘一般。前衛生署署長張博雅女士曾形容全民健保是「在腐爛的根基上蓋大樓」。我們把時間拉回民國八十三年七月十九日凌晨，當立法院三讀通過《全民健保法》時，場內一群工人在議場撒冥紙，抗議勞工被剝兩層皮，而通過的法案中最重要的一條「強制納保」條文，竟在爭議中擦槍走火而中箭落馬，創下法案尚未實施就必須先修法的歷史紀錄。

當時整個社會對全民健保不但悲觀，幾乎可以說「沒有人相信健保做得起來」。根據當時媒體引述國庫署的說法：「實施全民健保將延後重大工程。」許多專家認為全民健保會「拖垮政府財政」。因此《全民健保法》中有一條約束政府責任的條款，就是「政府對健保虧損之補貼只限於前兩年（健保法十九條）」，同時要求行政院於實施兩年後修法，逾期全民健保法自動失效（健保法八十九條）。就是因為大家一開始就「看衰健保」，認為健保一定倒，所以全民健保從籌備到開辦，其中的艱辛與心酸是外界難以想像的。

由於當時大家並不看好全民健保，因此許多民眾在開辦時不願加保，寧願自費就醫。據說部分是想賭看看，健保如果倒了，他不繳保費就賺到了。到了今天，健保還在經營，這些人只好向立法院陳情，希望能訂定「大赦條款」，以免被健保局追繳過去的保費。因此，當時健保的滿意度從開辦時二〇%的谷底，竟然在半年內就爬升到五〇%，並從此穩定上升，終於在一九九七年底到達七〇%，成為民眾最肯定的政策。如此喜出望外的結果，不僅跌破了一堆眼鏡，對於所有曾奉獻給全民健保的人而言，這樣的成果更是甘甜。這個扭轉乾坤的鐵人就是《全民健保傳奇》的作者——中央健保局首任總經理葉金川先生。

雖然說任何制度的成功是無數人努力的結果，葉金川先生是使這個「不可能的任務」成功的靈魂人物。他的貢獻不僅僅是「把健保做起來」。如果把全民健保比喻成一輛車，這是一部由國人自行開研的車，設計圖是國內專家規畫的，零件引進十幾個不同國家的車種，出廠前，訂車的老闆們還在更改設計圖，而車子尚未完工就要求司機上路。這個司機不但把這輛「拼裝車」順利開上路，還邊開邊修車，環島一圈後，不但沒有如大家預期般「摔死」，展現在大家面前的竟是一輛性能不錯、省油又輕便的好車。他所帶領的團隊——中央健保局，不但是政府再造與行政革新得獎最多的單位，近年來更成為東南亞國家及海峽對岸觀摩取經的對象。

在離開中央健保局四年後的今天，葉金川先生出版了他的「健保回憶錄」，在《全民健保傳奇》一書中，葉金川先生把他推動健保的心酸（健保的坎坷路）、對健保的評價（全民健保，俗擱大碗）、對醫療體系的診斷（醫療體系病了）、世界主要國家健保制度的評析（他山之石），以及一些不為人知的「祕辛」、及感人的小故事（楔子），以他寶貴的第一手經驗呈現出來。

在這本書中您將會了解為什麼英國著名雜誌《經濟學人》（*The Economist*）的智

庫將台灣的全民健保列為全球第二名？

為什麼全民健保不但沒有拖垮政府財政，反而吸收了農保數百億虧損，並且打前鋒為勞工退休基金累積數千億的安全準備金？

在體檢報告中渾身是病的全民健保，最重要的問題是什麼？為什麼經建會規畫時認為需要六千多億的健保，到今天只花一半就做到了？

葉金川先生畢業於台灣大學醫學系，並兼具台大及美國哈佛大學公共衛生碩士，學生時代因追隨前台大公共衛生研究所所長陳拱北教授，因此立志投身公共衛生的行列，終身奉行陳拱北先生的名言：「做公共衛生的人不要想賺錢，公衛人員就是要為全體民眾健康服務。」（二〇〇二年三月）

SARS爆發前後

從《全民健保傳奇》書中，我們知道當時為了：一、調漲保費，許多人反對；二、社會上充滿對健保不滿的聲音；三、以一個過來人，他對健保的前途是悲觀的。這本書的二版剛發行，一個新的病毒就悄悄而來，一下子擊垮了脆弱的醫療體系，和平醫院封院、台大關閉急診，對許多四十歲以上的人，記憶猶新。但是SARS來得急、去得快，在疫情高峰時醫界信誓旦旦要大幅改革的聲音，在一群醫院經營者的運作下，很快地就聽不到了，反而是醫院代表集體上街抗議總額預算的實施。

二〇〇五年，全民健保十週年研討會，我在幾百位國內外學者專家面前，以「全民健保的成就與挑戰」為題，作了以下的結論：全民健保十年有成。首先先看成績單：一、全民有保；二、就醫無礙；三、便宜可負擔；四、效率極佳；五、品質不錯；六、民眾滿意度高。我把成功的因素歸功於：一、辛苦奉獻的醫護人員；二、超強的資訊系統；四、具價格與品質競爭力的學名藥品產業。而最重要的是「單一保險人，多元醫療服務提供者」的完美結合，讓民眾擁有極高的選擇權與自由度，同時又享有價廉質優的系統。我當年的觀察得到國際學者一致的肯定，十五年後的今天這些結論依然成立。

疲勞集一身

當時我特別針對「就醫無礙」這部分提出由健保局規畫與推動「山地離島地區品質提升計畫」簡稱ＩＤＳ（Integrated Delivery System，係借用國外整合醫療服務體系而來）的成果。在二〇〇四年五月，我離開健保局的前夕，我帶著一批主管參訪南澳鄉，火車上坐我身邊的是當年健保局高屏分局經理李建廷醫師。他是一九八〇年代替台灣建立第一個群體醫療中心的拓荒者，這個公衛聖地在「澳底保健站」，現在已是東北角海岸著名海鮮產地，當年北部濱海公路尚未開發，群醫中心第一批醫療器械是從基隆八斗子港用船運過去。他上班是坐火車到貢寮，再搭計程車。兩人回想三十年前，台灣連平地鄉都到處缺醫師，今天完成醫療全覆蓋，內心的喜悅更是難以形容。當年的辛苦已非今日可想像，在健保開辦初期，擔任籌備處教育宣導組組長巫敏生是公保轉任，他雖有一隻手臂是義肢，但口才相當好，在大大小小的說明會中講過不下四百場。他曾說過一句名言：「功勞不敢當，苦勞一堆，疲勞集一身」。當年健保局葉總經理也有一個不為人知的故事，這個鐵人有一天獨自搭車到花蓮的東區分局視察，下午先到旅館check in，沒想到一睡就到第二天，那天全局的人都找不到總經理，後來才知道他累垮了，一共睡了十八個小時。我們做公共衛生的人，不但收入比同儕低，常常只有苦勞外加疲勞，只有完成一件里程碑時，自己在心裡默默慶祝。

健保全覆蓋

那次「畢業旅行」後，我便離開中央健保局，我擔任總經理的三年多時間，雖然有事沒事就被立法委員罵到臭頭，不過回想那一段日子，還滿欣慰的，我們整個團隊一共完成三件大事：第一、健保全覆蓋；在二〇〇二年修法之前，全民健保還有許多邊緣人，就是不夠窮，所以不是中低收入戶，但沒有錢，繳不起保費。其中最有名的是蘭嶼達悟族，因為有地、有房子，所以不符合低收入資格，但沒現金，健保開辦曾傳出村民拿「芋頭」來繳保費的趣聞。是全民健保開辦前七年納保率一直無法突破九十七％的主因。

其次，健保開辦前幾年，媒體對山地離島地區常以「有保險、無醫療」形容，「全面推動」是我在二〇〇二年提出「邊緣貧戶」，以及缺乏現金收入的觀念，修法成功，從此全民健保納保率突破九十九％。同仁笑稱剩下的不到一％，可能是連警察杯杯也抓不到的通緝犯吧！這使得二〇〇四年以後「有保險、無醫療」這個名詞從新聞上消失，台灣公衛界有國際外賓來訪最喜歡帶去山地鄉，因為在那麼偏遠的山地與離島，有最豪華的衛生所，以及二十四小時的醫療服務，並有疫苗用冰箱、不斷電設備，參訪過的人都非常佩服。第三、健保ＩＣ卡是在二〇〇四年元月全面使用，這個卡最早是葉金川的發想，他說還來不及做就辭職了，後來李明亮教授擔任署長，終於爭取到四十一億的預算，在我的前任賴美淑總經理任內簽約，我的任內完成，這張卡真是寶，這次在武漢肺炎疫情大展身手，已經不需要宣傳了。

登上顛峰

二〇二〇年四月十五日，美國的一個民間智庫Council on Foreign Relations，發表了一個分析報告，比較了六個國家，把台灣名列第一，摘要如下：

台灣在全民健保單一付費者的體制下，有效的反應；英國政府經營的體系，遲來的努力；韓國公民並行制度下的快速反應；澳洲混合制的體系，避免了大規模的傳播；荷蘭，民營的全民健保，部分封城；美國公私混合制，離譜的反應。

為什麼防疫的效能，要討論醫療體系？因為在極權國家，例如：中國，絕大部分醫院是國家的，所以防疫和醫療動員，一聲令下，非常有效率，當然不是問題；這也是為何中國模式，西方國家無法學習。民主國家問的是，在不同的醫療制度下，如何迅速而有效的動員醫療體系，來因應像武漢肺炎這類的世紀級大瘟疫。

讀到這裡，您同意台灣的健保真的是怪咖？

成功的背後

分析一下，為何全民健保如此厲害？我歸納以下原因：

一、規畫期的準備，仔細探討了全世界主要制度，包括全民健保的始祖德國，公醫制度的典範英國，福利國度的代表北歐，政府訂規則，民間承辦的瑞士，亞洲的日、韓、新加坡，北美等，最後定調以台灣拼裝車上路，就是設計了一套具台式特色的全民健保。這段歷史有興趣的讀者請參閱全民健保首位總經理葉金川教授所著《全民健保傳奇》（董氏基金會，二〇〇二）。

二、全民健保開辦剛好是台灣民主化的重要時期。民意高漲，從立法到施行，不但立法院、監察院用最高標準監督，民間團體更有消基會、醫改會，還有許多病友團體，另有數以百計醫界、藥界的公會、協會、學會的監督，以及利益的折衝，使全民健保具備很強的免疫系統。

三、資訊系統電子化，全民健保一開始就決定全面電子化，當時一個2 GB的硬碟陣列（Disk array）是台幣一千萬元左右，我們今天很難想像，當時面臨投資成本高與未來價值不確定，在決策上的困難是超乎一般人想像。在二十年後的今天，當大家在談論ＡＩ、大數據時，才赫然發現，健保資料庫真是寶。當然更不會有人記得十八年前，在建置ＩＣ健保卡時，立院杯葛、監院調查、醫界抵制的歷史。

四、任勞任怨的醫護人員，全民健保開辦以來，這二十幾年間的主要戰鬥部隊，在第一線工作的醫護人員剛好是戰後嬰兒潮的世代，吃苦耐勞是傳統。以醫師為例，年輕時（住院醫師）外科兩天值一班，內科三天班，第二天都要照常上班。這個世代剛好是三明治世代，在當實習醫師時，大醫院急診值第一線，畢業後法令改變了，變成住院醫師，值班還是第一線，等到熬成主治醫師，以為可以喘口氣，社會要求更高，轉變成主治醫師值第一線。我有位好友本身是急重症醫師，被派去宜蘭醫院當院長，結果他自己要值第一線。所謂第一線就是半夜急診來的病患先通知你，幾分鐘內必須要到急診室。全世界急診室都是採用檢傷分類，依據嚴重程度來決定優先順序，不看輕病。香港的急診室明白的告知在牆上：「如果是感冒之類的輕症，等一百八十分鐘以上是正常的！」

我的一位好友曾經擔任北市與新北市衛生局長的林奇宏教授，在美國的第一手經歷說得更傳神。那一夜，他用壁球（squash）球拍打到了郭旭崧（現任國立陽明大學校長），林教授滿懷歉疚，帶著滿臉鮮血的郭校長到耶魯大學附設醫院急診室，在檢傷分類以後，護理人員給了兩塊紗布，安排於候診座椅等待，將近四十～五十分鐘時間內，不再有任何醫事人員關懷及詢問，全程沒有見到醫師，旭崧自行檢視傷口，判斷應無縫合之必要，故於一小時後自動出院。在台灣，哪個醫院的急診敢讓病患等超過半小時？台北市立醫院規定病患到了急診，三十分鐘內沒有醫師看診，從急診的第一線醫師一路處罰到院長！美國制度有他們的道理，輕症照顧太好，大家就會濫用急診資源。台灣的急診服務太好，再來抱怨輕重症不分，難道不是自取其咎，醫療有時服務不能太好，您同意嗎？由於有這批耐操又便宜的醫師，加上任勞任怨有時還「任罵」的護理人員，難怪醫界說：便宜質優的全民健保，是建立在血汗的醫護人員基礎之上！

五、便宜質佳的「學名藥」——藥比糖果便宜，點滴比汽水便宜。台灣因為歷史的發展很早就建立基礎不錯的製藥工業。小小市場鼎盛時有超過五百家藥廠，後來政府跟隨國際潮流，不斷提高品質要求，目前仍有二百家左右，由於大部分都是仿製原廠的學名藥，以價格競爭為主，才會「藥比糖果便宜，點滴比可樂便宜」。健保藥價很便宜，過去年年遭外國藥商抱怨，不過健保署（局）有一群專家在把關，藥界感嘆地說：這些學者們替民眾把關藥價的嚴謹，比自己血拚殺價還狠。意思是被政府聘去審查藥價的專家們二十多年來建立了名聲，就是要替全民健保把藥價降低。

六、公衛菁英的領導者。有一次我為了新書《關鍵戰疫：台灣傳染病的故事》上了唐湘龍主持的「飛碟早餐」節目，我選了幾個故事都在講公共衛生界投身政府服務的許多菁英。

台灣民主化之後，政府官員的地位一天不如一天，有關政府負面新聞，幾乎每天都有，幾十年下來，很少人會相信政府機關裡面有菁英。中央健保局在一九九五年開辦時，首任總經理葉金川，是台大醫科畢業、台大公衛與美國哈佛公衛的雙碩士，他在立法院接受沈富雄委員（是葉教授台大醫科學長）質詢時，兩個人曾表演過六位數字的乘除心算：「如果每個洗腎病患，每次花五、六千元，一週洗三次，每年有四萬八千人洗腎，一年健保就要幾億？」若每人每週可以省下一千二百元，就可以省好幾億，當年在旁聽席的記者以及其他政府官員聽到葉、沈兩位超級頭腦「億來億去」都目瞪口呆。第二任總經理賴美淑，是葉台大醫科的同班同學，據說大學時期成績比他好，是美國匹茲堡大學的公共衛生碩士以及台大公共衛生博士，看到前兩任的資歷，您一定可以同意中央健保局成立時，不是一般人印象中的政府機關。

中央健保局從金融專業機構改到公務機關後，稱為中央健康保險署，目前的署長李伯璋是知名外科醫師，願意只拿幾分之一的薪水，到健保署當志工。他有兩位副署長，一位主管內政，蔡淑鈴是國立陽明大學公共衛生博士，另一位掌管外交，李丞華是國立陽明醫學院醫學系畢業，美國約翰霍普金斯公共衛生博士，近年來全民健保大大有名，他一年要接待來自世界各國數十個代表團，每一次都用英文回答所有醫療體系及公共衛生的問題，是中、英、台三聲道，公衛、健保的活字典。

我舉這幾個例子，是讓大家知道不要小看這個小小的政府官署。除此之外，健保局最厲害的是資訊系統，由於首位葉金川總經理不計代價，開辦當天就下達使命必達全面資訊化的指令，全民健保在上世紀就運用「大數據」在查帳。您不必懷疑，健保局用大數據時，這個名詞還沒有誕生！

七、健保大數據。上世紀，一九九〇年代後期，台灣的全民健保已經開始使用大數據，領先全球N年。先說簡單的，每個人有三十二顆牙齒，拔掉了，就不會再長，如果有人同一顆牙齒被拔兩次，一定有一次是記錄錯誤或作假，對吧？這個技術，二十年前叫做電腦總歸戶，就是跟現在報稅，不需要自己收集扣繳憑單，一張一張按計算機一樣，所有跟你相關的資料都歸在同一個帳戶，逃不掉也改不了，一顆牙齒上個月做了根管治療，怎麼又要做一次？不是不可以，要講得出醫學上的道理。同樣的，人只有一根盲腸、一個膽，不可能切兩次……如果被切除了兩次，那麼一定出大錯了！

二〇〇四年健保全面使用ＩＣ卡後，功力又升上了一級。如果把看診費用的申報日期與入出境（記錄）比對，你出國期間怎麼有看診？一定有申報錯誤或可能虛報（指的是沒看診而申報費用），這就是勞保時代有名的Ａ保險，這種小犯法，在勞保時代據說很常見，但以當年的技術很難抓到。

過去健保署是每隔一段時間，以批次作業的方式查一次，這次面對武漢肺炎，系統升級變成即時系統，醫師看診時，電腦自動跳出警示說明現在看診病患剛從疫區回來。其實是在技術上把批次作業時程（每三個月一次變成每天）縮短，就可以類似「即時」更升級！

您也一定不知道全世界只有台灣有一個類流感監控系統，告訴衛生主管機關，每天門診有多少人因為類流感就醫，我們看到新聞媒體說流感高峰期來臨，就是這個系統，而其背後就是健保ＩＣ卡。

那麼，國外如何監控流感和肺炎？一般而言用「採樣」，美國用哨兵（Sentinel），我們在ＩＣ卡之前也是這套系統，稱為定點醫師。首先在全國各地挑出幾十個、上百個診所（熱心的醫師）願意幫忙通報過去一段期間有多少類流感病患；醫院因為有比較好的資訊系統，所以一定可以參加，同時醫院的實驗室也會通報對於類流感的檢驗結果，以及期間有多少重症與死亡。這套系統用了幾十年，是來監測「全球新流感大流行」的監視系統。因為ＩＣ卡的技術，全世界只有台灣可以即時知道我們每天有多少人因為類流感看病（以及急診），多少病患較為嚴重需要住院或因此死亡。

Humbled in Taiwan

全世界只有台灣政府知道，昨天有多少人用健保卡看病，看什麼病，在什麼地方看病。每個月底就知道全國共花了多少錢。醫院如果用電子申報，收到申報資料，幾天內健保署就先預付九十五%，讓醫院有現金可以運作。美國保險和醫院結帳要花多久？一般都在年度會計作業結束後半年，所以普林斯頓大學的倫哈德教授在二〇〇八年《英國醫學會雜誌》（*British Medical Journal*）寫了一篇〈到台灣感到謙卑〉。他在文中誇讚台灣的醫療資訊系統，不知領先美國多少年。

倫哈德教授的這項觀察，時至今日依然成立。

由於上述七大原因使全民健保在近年來的國際評比經常名列前茅，整體醫療體系的運作效能成為「性價比」最高的國家。

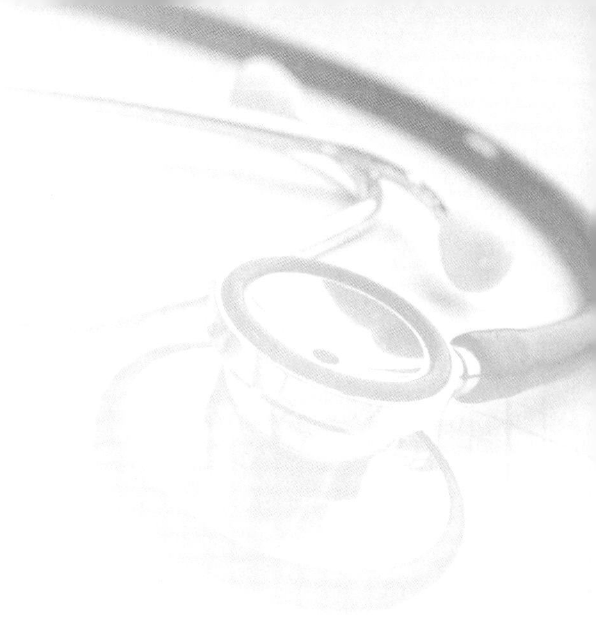

第九章

起跑點

廣告，不要讓小孩輸在起跑點上！

我國在一九九五年開辦全民健保時，韓國已在一九八九年實施，日本是一九六二年，加拿大、澳洲是一九八四年，英國是在二次大戰後的一九四八年成立國民保健服務（NHS）。我們來看，一九九六年時，這幾個國家花了多少錢在醫療服務上面？一般而言，是以醫療總支出／GDP來做國際比較，原因是各國的貨幣、價格、所得不同，用絕對值會失真，這個比例有時分子用全國醫療總支出（National Health Expenditure, NHE），下圖（圖8）是用經常性衛生醫療保健支出，CHE），這是扣除資本支出之後的NHE，例如：蓋醫院、買大型設備的不計，只計平常看病的人事費檢驗，藥材等經常性支出。也就是會計上，經常門跟資本門的差別。

從這個圖我們可以很清楚的知道，一九九六年韓國花最少，只有三．六%，我國四．七%、英國五．七%、日本六．一%。所以在全民健保開辦時，我們還比韓國高。從這個數字可以推論起跑點在二十五年前的差距，這個差距是多少，以絕對值來看，當年的人均GDP（相當於國民所得），台灣是一萬三千六百四十一美元，韓國是一萬三千一百三十八美元，均屬於新興經濟體，所以醫療體系尚在高成長期，二〇〇九年韓國的國民所得已經來到一萬八千二百九十二美元，台灣才一萬六千九百三十三美元；從

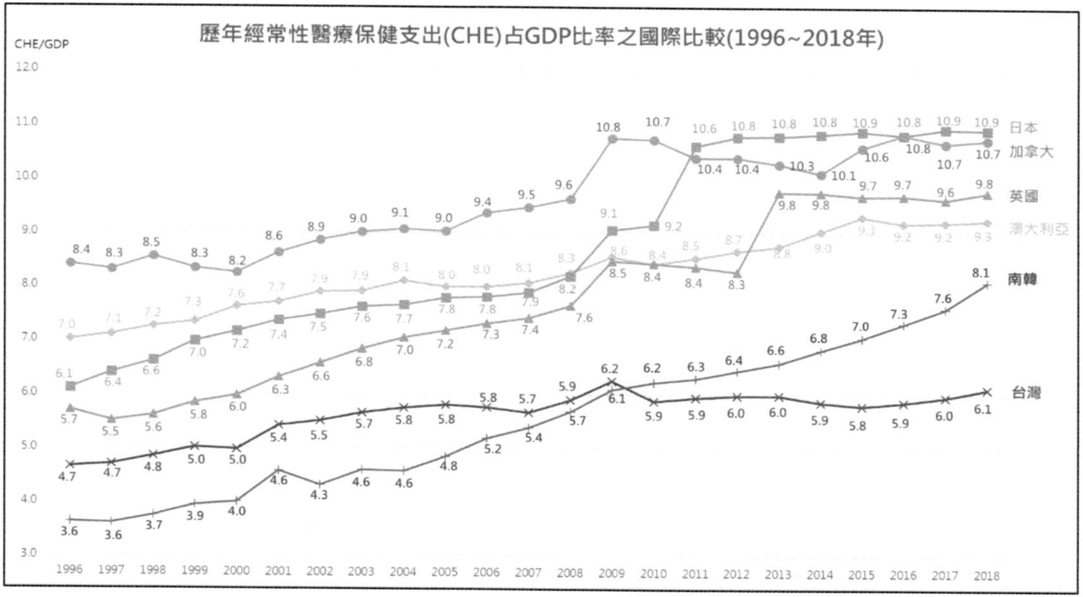

圖8　歷年經常性醫療支出（CHE）占GDP比率之國際比較（一九九六～二〇一八年）
二〇一八年NHE統計表　資料來源：衛生福利部 （楊領嘉製表）

此之後，兩國醫療支出亦進入死亡交叉。韓國對醫療保健的支出，在二〇一〇年開始超過台灣，到了今天，亞洲實施全民健保最重要的三個國家，日、韓、台，只有台灣，還屬於低支出國。所有的OECD國家到了二〇〇九年，全球金融危機之後，基本上都已經是高支出國，例如：英國為例，二〇〇九年CHE／GDP已經來到八．五％，二〇一八年已接近十％。

日本在上世紀末，也曾一度被認為是低支出國，在一九九六年CHE／GDP是六．一％，到了二〇一一年以後就超過十％，韓國二〇一八年已經八．一％，遙遙領先我們，以下會仔細分析台韓兩國過去二十幾年的變化。

台灣最好的對照組就是韓國。過去二十年台商大舉西進之後，台灣人非常鬱卒，國民所得自二〇〇三年起就被韓國超前，而成為四小龍之末。但在全民健保剛起步時，台灣還略為領先韓國，雖然韓國在一九九八年亞洲全融危機跌了一跤，但很快就爬起來且大步前進，而韓國投入醫療體系亦不遺餘力，所以比較和國際接軌，從資源投入的立場而言，是比較充裕的。但是產出呢？

就是不能輸韓國？

台大公共衛生學院鄭守夏教授是全民健保的專家，他在二〇一八年一份《健康照護的價值》雜誌上（*Value in Health*）發表了一篇台韓比較，非常精采。我幫大家摘錄鄭教授比較台韓兩國的單一保險人制的全民健保，從二〇〇一年至二〇一五年間醫療支出的變化，結論如下：

從這個表（表5）可觀察到三個重點：

一、韓國人口大約台灣的二倍多，但兩國人口老化程度相仿（二〇一五年都在十二％左右）

二、人均GDP（相當於國民所得）在一九九一年韓國已實施全民健保，我國尚未實施前，台灣國民所得還比韓國高，十年後的二〇〇一年我國仍然領先，但到了二〇一五年韓國已大幅超越台灣。

三、醫療支出也是相同的情況，比國民所得的

表5　台灣、韓國醫療支出比較

	韓國			台灣		
	1991	2001	2015	1991	2001	2015
人口	43,296	47,357	51,015	20,503	22,341	23,462
老年人口比(65歲以上)(%)	5.2	7.6	12.8	6.5	8.8	12.5
人均GDP(美元)	7,280	10,655	27,009	9,143	13,452	22,407
人均醫療支出(美元)	281	509	1,996	394	759	1,387
國民醫療總支出GDP(%)	3.9	4.5	7.4	4.3	5.6	6.2

資料來源：*Value in Health*（戴志淩製表）

差別更加明顯。以比例而言（HCE／GDP），韓國到二〇〇九年才追上台灣，若以平均每人醫療支出而論，要早好幾年，而且差距愈來愈大，到了二〇一五年，韓國約二千美元，台灣不到一千四百美元；二〇一八年差距更加拉大，韓國三千二百美元，台灣約一千五百美元尚不及韓國二〇一三年的水準。

所以經過二十年後，韓國人不但比我們有錢，而且花在醫療上的錢也相對更多。那麼產出呢？

首先看結構性的統計，下表（表6）是台韓醫療結構面的比較：

從二〇〇一年起，韓國大幅投入供給面效果顯著。起初醫師人口比是兩國相當，如

表6　台灣、韓國醫療結構比較

	韓國			台灣		
	2001	2015	增幅(%)	2001	2015	增幅(%)
醫師人口比(千人)	1.4	2.3	64%	1.4	1.9	36%
病床人口比(千人)	4.5	11.5	156%	5.7	6.9	21%
核磁共振人口比(百萬人)	6.8	26.3	287%	3.6	9.5	164%
電腦斷層人口比(百萬人)	27.3	37	36%	13.8	16.3	18%
就診次(每人/每年)	10.6	16	51%	11.8	12.3	4%
住院數(每人/每年)	79.9	133.8	67%	82.1	84.7	3%
平均住院費用(美元)	21.6	25.3	17%	19.5	33.7	73%
平均看診費用(美元)	762.8	1,338.4	75%	1,100.5	1,758.3	60%

資料來源：*Value in Health*（戴志凌製表）

今韓國已經領先；病床人口比亦同；差距更大的是昂貴的儀器設備，以核磁共振與電腦斷層掃描儀為代表，一開始韓國已領先，十五年後雙方距離愈來愈遠。

至於需求面指標，於二〇〇一年來看平均看病數及住院數兩國差距不大，台灣略高；但二〇一五年，韓國的數據是領先的，這點由供應面也可窺知一、二。有趣的是每次就診及醫院醫療費用，台灣比較高，最有可能的原因是台灣病床數少很多，輕病較不容易住院。

從宏觀面而言，我們也可有下列觀察，這兩個制度還有幾個主要差別，韓國部分負擔比較高，住院二〇%；門診三〇～六〇%（有上限，三百萬韓元／每半年，約合三千美元，新台幣十萬）。其次則是韓國較早實施長期照護（二〇〇八年）；再者是韓國對住院病床與昂貴儀器的管控略鬆。最後韓國並未如台灣實施總額預算。

那麼資源的投入，化為利用（看病、住院），最後的結果呢？

可避免的死亡

二十世紀末，一群專家開始用另一個角度來探討現代醫療，原因是用傳統公共衛生指標——全人口的平均壽命，無法真正了解一個醫療體系的效能，觀念很簡單，稱為可避免的死亡。白話文是什麼病不該這麼早死？

這群學者又進一步區分可預防和可治療，例如：車禍是可預防的，為了道路安全，開車要繫安全帶，裝設汽車安全氣囊，或是騎機車要戴安全帽，這些與醫療無關，但影響健康的制度是一類。

可以用打預防針預防各種傳染病的發生是另一類，而必須用現代藥物、手術、檢驗等醫療是第三類。評估醫療體系，就是來看這一類現代醫療體系，可以避免的死亡，在每一個國家的死亡數有多少？這個重大的突破來自於全球疾病負擔（Global Disease Burden）的國際大規模研究，而其指標稱為「醫療品質與可近性指標」（Health Care Quality and Access Index），我國第一個用這個指標研究全民健保效能的學者，是國立陽明大學的李玉春教授，其論文於二〇一〇年發表於 *Health Service Research* 雜誌。

可以被現代醫療治療的疾病

二〇一六年著名的《刺胳針》雜誌發表一篇重量級的文章〈健康照護可近性與品質指標的跨國比較〉，這篇研究報告一開頭就指出每個國家對個人醫療照護的可近性與品質可用「不應死於現代醫療可以治療的疾病」（Amenable mortality）來評估。白話文是這類型的疾病，在這個時代「不應該死」；若有人因此而死亡，不是醫療可近性出問題，就是醫療品質出錯。這是醫學界花了十幾年的功夫才發展出來的品質指標，進行國際評比；死亡「不應該死亡疾病」的比例越高，則該國的醫療體系／品質越差。

二〇一七年第一次報告出刊，全台灣都在看，我們排名第幾名，韓國第幾名？

這份報告，韓國全球第二十三名，台灣四十五名，慘敗。許多專家開始檢討我們做錯了什麼，韓國做對了什麼，這份總指標來自三十項分子標，從公共衛生傳染病到各種主要疾病都有，這一年台灣只有結核病防治及婦女保健領先，其他都落後韓國，後來大家仔細讀，才發現台灣的許多數據並不正確，第二年（二〇一七年），第二次報告出爐，韓國退了二名，二十五名，台灣大幅往前，三十四名，稍微挽回一點面子，不過結論很簡單「錢花多一點，還是有用」。我們從投入到產出，到結果的各項指標均已大幅落後韓國，這是不爭的事實，唯一差堪告慰的是性價比，韓國的效率似乎不怎麼樣，多花了那麼多錢，也只比我們好一點，所以要追並不難，只要適度投資，大家不要再那麼「摳」，幾年內超前絕對沒問題。

回到「歷年經常性醫療支出占GDP比率之國際比較」（圖8）這張圖，全民健保開辦時，亞洲基本上皆屬低支出的國家，日本最高也只占六．一％，台灣四．七％，韓國三．六％，英國屬歐盟低支出，只有五．七％，ＯＥＣＤ當年平均還不到八％，現在

（二〇一八年）已經來到八・八%，其中西方高收入民主國家，大都接近或超過十%。

我們雖然贏在起跑點，然而過去二十年過度控制支出，很像一個小學資優生到了高中突然「家道中落」，學生很努力卻因資源缺乏，過去的領先優勢逐漸喪失。

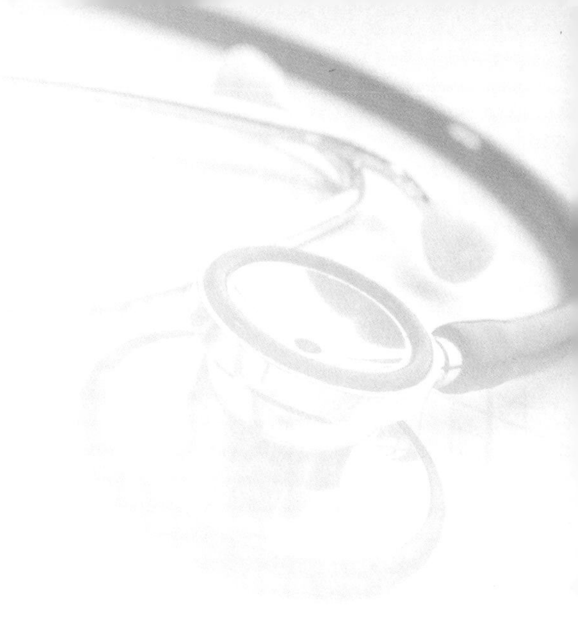

第十章

預防勝於治療

2030

英國俗諺：一兩的預防，勝於一斤的治療。

到底Amenable Mortality這類的研究在比較什麼？簡單的說，現代醫療可以治癒的疾病，倘若因此而死亡（會出現於每個國家的死亡資料），便是代表該國醫療體系有問題要不就是可近性出問題。例如太貴有人付不起；或太遠有人到不了就醫地方，或是品質出問題明明可以治好，但手術出問題，可以救而救不回。

上醫治未病之病

現代公共衛生界強調「預防重於治療」，跟《黃帝內經》中的傳統「上醫治未病之病，中醫治欲病之病，下醫治已病之病」的觀念不謀而合。現代醫學把預防的觀念分為三段，第一段初級預防，就是鼓勵大家強化身體機能，以達到不生病的最高目標；次級預防：相當於治欲病之病，而三級預防，就是治已病之病。世界衛生組織對健康的定義，層次就更高了，「健康乃是一種在身體上、精神上的完滿狀態，以及良好的適應力，而不僅僅是沒有疾病和衰弱的狀態。這就是人們所指的身心健康，也就是說，一個人在軀體健康、心理健康、社會適應良好和道德健康四方面都健全才是完全健康的人。」

我相信世界上所有的人，在一輩子能有少數的時間可能達到這麼完美的境界就不錯。大部分的現代人，生活壓力這麼大，有多少人能夠「身體、精神及社會皆臻完善」。

所以從這個觀念當成現實生活的目標，當然會發生極大的衝突。什麼衝突？資源分配的衝突，一個國家應該投資多少在各階段的預防？從公共衛生界的立場，當然初級與次級預防投入愈多愈好，例如：鼓勵運動，推廣個人衛生，均衡的飲食，不吸菸不喝酒，全民施打各類預防針，少看病，少吃藥。簡單的說，最好能不生病，萬一生病了，愈早治療愈好。

不過，我們知道，這是理想境界，人類對疾病的了解非常有限。我一位好友，台大雲林醫院的黃瑞仁院長，是一位知名的心臟科醫師，他有一次在一個場合分享他的經驗說：「許多心臟血管有問題的病患來看病，發現自己有心臟病都很驚訝說：我都有運動，為什麼？有人說我吃素，怎麼可能高血壓高血脂？」他會問說：「你知道你有三高嗎？」三高就是高血壓、高血糖（糖尿病）及高血脂，這是心血管疾病最重要的三大危險因子，許多人都「莫宰羊」。這個故事告訴我們說，或許是基因（遺傳因子），或許是生活型態（久坐、少運動），又或許是飲食，我身邊有許多朋友痛風，常常聽到他們用各種祕方，不吃內臟、海鮮，不喝啤酒，絕大多數最後只好吃藥，您或許聽過很多人「不必吃藥」的故事，但人類就是這麼複雜，俗話說：「吃五穀雜糧，誰能一生無病痛？」

這些討論，其實是不會有結論的，因為人對於健康的追求以及對解決病痛的需求，不是光有如此崇高的理想就可處理的。

到底哪些疾病的死亡可以避免？我們舉實例來說明。

第一類，疫苗可預防疾病。所有人出生後接受的預防接種。這些多半是得到很難治療的疾病，如：百日咳、破傷風、白喉、麻疹。一出現死亡就扣分。一般而言，中高收入國家分數要很高，台灣應該都可以拿到滿分；不過，所有國際組織在推估台灣數據時，常以中國當參考標準，所以我們常吃暗虧莫名其妙拿低分。這是面子問題，我們自己清楚比較重要，被冤枉了，沒事，但真的成績不好要仔細檢討。

第二類可治療的傳染病。上面說許多傳染病很難治，幸好有疫苗可預防，有些傳染病沒有疫苗預防，例如：愛滋病、C型肝炎，有些有疫苗，但不是百分之一百有效，例如：流感或者像B型肝炎，四十歲以上的人已經在出生時感染了，其中十幾二十個百分比的人變成慢性肝炎。幸好，B肝與愛滋病，現在的抗病毒藥還不錯，已經可控制。不過在這些藥物發明出來之前，許多人已經肝硬化或肝癌，就不容易治療。C型肝炎以前很難治，這幾年超級新藥出現，耐心吃十二週，幾乎百分之百可根除。病毒問題的疾病比較難纏，早年在盤尼西林尚未問世之前，許多細菌感染都是致命的，猩紅熱、霍亂、痢疾傷寒，以現代醫療而言，一方面可預防，因為許多是糞口感染，跟飲食衛生有絕對關係，而抗生素可以處理大部分的細菌感染，在分類上這些傳染病均屬不應早夭的疾病。

第三類婦幼衛生，這是公共衛生／醫療最根本。十九世紀至二十世紀初期的老電影常有媽媽因難產死亡，還有古典小說裡常提到產褥熱等，懷孕期間很容易發生的各式病症狀。現代醫療已經可以將這類風險降到最低。新生兒也是一樣，早年許多嬰兒不到滿月不報戶口，甚至到周歲才報戶口的大有人在，因為新生兒死亡率在出生後第一個月最高。孕婦與新生兒死亡率是公共衛生最重要的指標，也是醫療進步指標。而要注意的是，如果沒有懷孕登記系統，許多偏遠地區常不申報，因為一生下來沒幾天就夭折，還要先報出生數再回報死亡數麻煩，故許多開發中國家數字被低估，這樣的情況同樣發生在幾十年前的台灣。另外，傳統農業社會要生男孩的傳統，「殺女嬰」而未統計也使這些國家在帳面上好看。

第四類乳癌、大腸直腸癌、皮膚癌（非黑色素癌）、睪丸癌、子宮頸癌、子宮癌都

屬於不應早夭的疾病。這類病患在現代醫療之下，其早夭率應該可以大幅降低。

第五類是外科手術可以處理的。例如急性盲腸炎，不開刀或開得不好轉變成腹膜炎而致死亡。膽囊相關疾病、胃十二指腸潰瘍沒有治療變成胃穿孔或大量出血。

第六類慢性疾病。許多慢性病例如高血壓、高血脂、糖尿病皆有藥物可控制，以避免併發症而導致早夭，例如尿毒症、中風、心肌梗塞。這類疾病的死亡率高，表示醫療體系仍有進步的空間。

第七類意外死亡。所有的意外，車禍、跌落，溺水、火災，如果失事，後面的急救體系非常重要，不幸死亡這筆帳算誰的？

第八類心血管疾病。心肌梗塞中風，在現代醫療都是搶時間，以前死亡率超高，現代大幅下降，都靠緊急救護體系的功能。

第九類最後是「醫療過誤」。這是全球醫界一直嘗試要避免的問題，但就如同美國醫學研究院二十年前出版的經典《凡人都會犯錯》（*To Err Is Human*），我們還無法百分之百避免，但是出事率也是重要的品質指標。

一個進步的國家作統計是要讓自己知道哪裡有問題還要努力，愈進步愈文明的國家，這些資料皆是公開透明，亦無造假的動機。一般疾病影響的是個案，一遇到傳染病，尤其是百年一遇的大疫，就變成人類的大災難。總之不要小看死亡統計。這乃成為一個文明國家的重要基礎。

全民健保無效論

我們花這麼多篇幅解釋「現代醫療的體系下，不應早夭的疾病」，是在回答早期許多研究用「平均壽命及嬰幼兒死亡率」來評估全民健保，而得到「健保無用論」的結論。這些研究大部分都在二〇一五年之前，因為《刺胳針》這篇報告使用的統計平台稱為「全球疾病負擔」，全球花了十幾二十年的時間才慢慢把一百九十五個國家資料收齊。在此之前，只能用傳統的公衛指標——平均壽命和嬰幼兒死亡率。而公共衛生界很早就指出，這兩個指標，充足的營養、乾淨的飲食，完善預防接種計畫以及婦幼衛生保健的推動，遠比蓋醫院重要。

所以過去用公共衛生指標來評估，部分學者就得到醫療體系無用的結論，後來許多國際組織聯手，把公共衛生和醫療體系的角色對健康（避免早夭）的貢獻釐清，其重要名詞就是英文的「Amenable mortality」，中文是「可由現代醫療治療而避免的死亡」——白話文是「生這種病，你不該早夭！」

醫療無用論

因為對於「預防重於治療」的信念，本世紀初出現了一種研究，稱為醫療無用論，我國的代表性學者，就是溫啟邦教授，他在二〇〇八年一篇論文用平均壽命（專業名詞是平均餘命，指的是出生時壽命的期望值），來看實施全民健保的前後，我國的平均壽命的變化，得到「健保無用論」的一個驚人結論。這篇論文，似乎在說你看，每年幾千億都白花了！溫教授發表的〈健保過大於功〉文章中提到：

……花錢沒得到應得的健康……。台灣健保的六千億，至少兩千億，也是多餘不必要的。其次在健保制度上，它只提供治標型的醫療服務，健保不是健康保險，而是醫療治病保險，相對於急診處每次救一個病人的做法，健保卻不處理預防吸菸、喝酒、嚼檳榔的問題。菸害防制策略中，如漲菸價可防吸菸，韓國這次將菸價加倍後，大批吸菸者因此消失不見了，預估可減少三十萬人死亡，減少百萬人的痛苦。這種有實證基礎的明顯預防效果，健保置之度外，卻只做按件計酬的動作。改變不健康行為的長期效果，比蹲在醫院等肺癌病人、等車禍病人出現的醫師貢獻，真不可同日而語……依目前的制度，靠全民健保消弭台灣的貧富健康差距，在今後百年內是無望的。

另外，成功大學陳美霞教授也曾直言道出楊志良先生對「健保很難再撐十年」的憂慮有其道理。認為問題的根源有二：其一，醫療部門極度市場化、利潤化，使得醫療部門不斷的膨脹。其二，公衛體系預防部門弱化，使得民眾無法有效維持健康，因此需要醫療、需要健保的民眾不斷增加。這兩大根本因素使得全民健保的支出年年不斷飆升，長此以往，健保必然很難永續經營。

要等到二〇一〇年國立陽明大學李玉春教授用最新的指標（醫療可近性與品質指標）分析了全民健保開辦前後可避免的死亡率，結論是當然有用，而且對之前無保險的弱勢族群更有用。

無效有用

我有一位好友，他的父親當年得了一種無藥可醫的癌症，他父親有許多朋友，介紹了許多祕方、健康食品（他因為在中研院服務，所以有許多醫界及生醫產業的朋友），所以每次他父親拿到這些抗癌聖品，他就問專家，答案當然是這些東西都是騙人的。幾次之後，他父親罵他不孝子！理由很簡單，被醫師宣布死刑，難道病患沒有求生意志？現在醫療沒用，難道不該看中醫，好友父親的朋友好意介紹產品，每一個都被兒子打槍，這不是不孝，是什麼？

醫學不是這麼單純的「有效無效」，人對於健康的追求，也不是單純打針吃藥的問題，然而這類的大哉問，我沒有答案，我們回到全民健保。

赤腳醫生——窮國的模範

一九七八年，大陸改革開放之前有個「赤腳醫生」的制度，就是在當年廣大貧窮的農村，訓練稍微認得幾個字的農民，教他們簡單的公共衛生和藥品概念，在資源極端不足的時代，這是最具成本效益的投資。從中印兩國公共衛生指標的對照圖（圖9），很清楚的看出，這兩個亞洲大國，大陸在平均壽命及嬰幼兒死亡比率的優越表現，所以，世界衛生組織在一九八〇年代盛讚赤腳醫生是窮國的最成功模範。

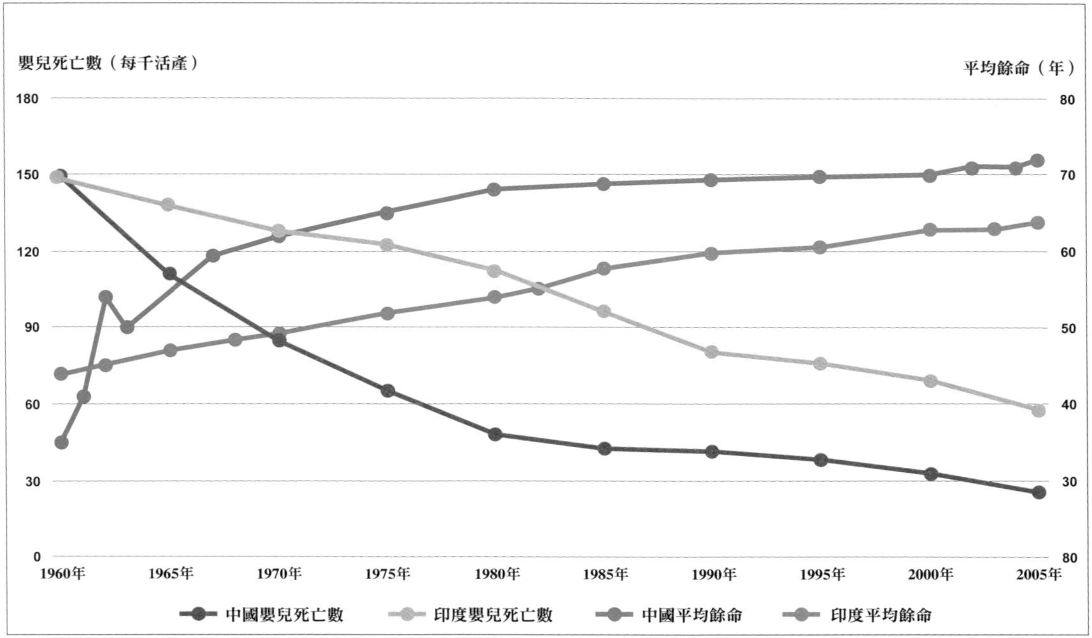

圖9　一九六〇至二〇〇五年，中印兩國平均餘命及嬰兒死亡率
資料來源：World Bank

公衛先於醫療

二〇一八年，兩位來自印度的蓋茨基金會代表，來台考察全民健保，除官方機構之外，也來訪問我。我跟他們分享最重要的經驗是一個新興的經濟體，經濟發展優先，所以只有有限的經費可以投入醫藥衛生，在這個階段投入公共衛生，比蓋醫院具成本效益。在二次大戰之後，能夠有這樣遠見的國家很少，中國的赤腳醫生，雖然成功，但是印度已經窮了，但可以學其精神。台灣在二戰後，拜還在聯合國有席位之賜，得到許多國際援助。小時候，很多家庭窮到沒錢買內衣褲，用美國援台的麵粉袋，一面印有兩隻手握在一起，上面有兩國的國旗，做成內衣內褲，在鄉下很常見。

在醫療體系上，當時的國民政府，做對了一件事，就是把珍貴的外援，建立了衛生所，而不是大興土木在都市蓋醫院，這個政策非常成功，這筆錢來自《美國援華法案》，負責的單位稱為農村復興委員會，簡稱農復會，在衛生界前輩許世鉅的領導之下，短短不到十年的時間就完成了，全國三百五十五個衛生所（鄉）及五百多個衛生室（村）的建置。負責婦幼衛生、預防接種、傳染病防治、家庭衛生及家庭計畫等。根據葉金川等人在《光陰迴廊：台灣百年公衛紀實》的描述，能交出一份令人驚豔的「公衛成績單」，最大的功臣是認真、專業、無遠弗屆的「公共衛生護士」，以平均壽命為例，可以清楚看到二次世界大戰後，短短的十年間，平均壽命大幅上升了十幾歲。（圖10）兩岸在當年公共衛生的表現同樣優秀，但是台灣當時有日本人留下來的基礎，例如：自來水系統，以及良好的衛生習慣，所以成績更好。我念小學時，每天老師要檢查手帕及指甲就是日本人留下來的習慣。

台灣的醫療體系，早期是西方傳教士帶進來，全國所有的教會醫院，大部分在十九世紀、二十世紀初建立的，但是公立醫院及醫學教育是日本人建立的，包括今天的台大醫學院及附設醫院，以及各地的「大病院」（目前的衛福部所屬醫

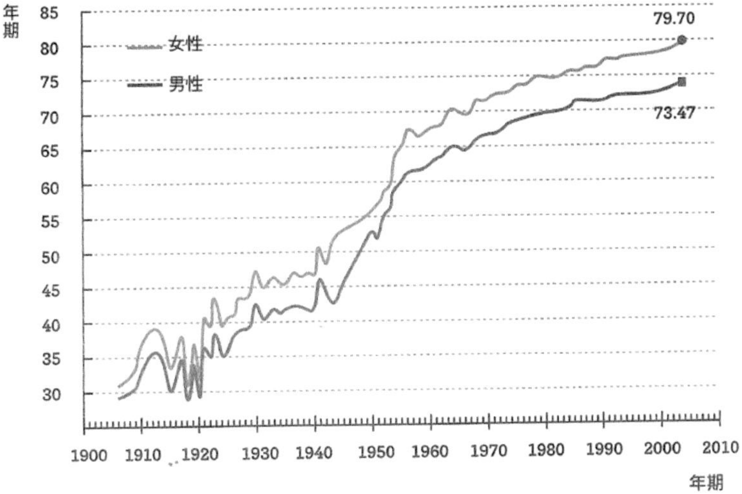

圖10　一九四五至一九七〇年是台灣平均壽命增加最多時期
資料來源：衛生署

院）。

而政府大幅投入醫院的建設，已經是一九八〇年代以後的事，所以台灣是少數「先公衛，後醫院」的新興經濟體，這個紀錄很少國家做得到。

以對岸為例，一九八〇年代改革開放之後，放任自由市場來主導，如今醫療體系的龐大，醫院動不動幾千床，都會區的醫院人滿為患，設備達國際水準，但農村地區的醫療水平落後好幾十年，就是重要的對照。

印度也一樣，在大都會有設備比五星級旅館更高級的醫院，專門服務有錢人和外國人，而農村地區，基本的衛生建設缺乏是另一個重要的例子。綜觀東南亞，觀光醫療盛行，但城鄉差距非常大，很少國家可以像台灣一樣，山地鄉的衛生所比平地豪華。台灣平民化且普及的醫療與公衛體系，是一個非常重要的成就。

財團法人醫院的興起

許多國家施行的是公醫制度，所以到了一九八〇年代，流行私有化，因為國營的醫院，沒有效率。台灣醫療體系的現代化始於長庚醫院的創立，之後帶動了政府和民間的投資。

一九七〇年代，台灣經濟在加工出口區的帶動下開始起飛，但是日本人留下來的「大病院」年久失修、經營不善，已經無法滿足人民的需求。人民開始有錢之後，醫療需求大增，此時，台塑集團的創辦人王永慶，做出了讓所有勞工最有感的一個決定：「捐出一筆基金，設立長庚醫療體系。」他的決定，帶動了一九八〇年代台灣醫療體系的擴張與現代化。

長庚醫療體系還帶進了台塑管理的制度，除了以替勞工服務為宗旨之外，還讓台灣的醫院管理領先全球，率先現代化。看到長庚的大舉投入，許多教會醫院也在這段期間擴建，接下來是公立醫療體系的擴充，我們列舉幾個重要醫院，讓大家了解一下那段醫療擴張史。

林口長庚一九七八年，台北榮總一九五八年、台大醫院一八九五年、台中榮總一九八二年、高雄榮總一九九〇年、成大醫院一九八八年、中醫大附設醫院一九八〇年、慈濟醫院一九八六年。

我們來看一個簡單的數據，在長庚醫院設立之前，台灣的病床號稱約有三萬床，扣除診所的觀察床，其中公立醫院大約占百分之七十、私立醫院占百分之三十；到了一九九四年，全民健保前夕，這個比例反轉，在短短的二十年間，台灣的醫院從政府主導的公立體系轉成以民間為主的體系。這個驚人的轉型，許多國外學者都非常羨慕，常問我們如何做到的？答案：「得來全不費工夫！」為什麼？因為前面做對了，戰後政府沒有把資金投資在醫院的建設上，所以等到政府提出「醫療網計畫」來充實整建公立醫院，已經是一九八〇年代，而私立醫療體系投入更早、更快、更有效率。所以說，台灣從來沒有真正面臨公立醫院私有化的問題，很自然的就在短短的二十年間，讓大部分醫院私有。

而這段期間，有一個擦槍走火的事件，就是當年的《醫療法》抄自日本，而日本人把非營利醫院分成兩種，以成立基金為公益目的之團體稱財團法人、以人為主體亦為公益之目的所成立之團體稱社團法人；很不巧的，最有名的財團法人醫院就是長庚，所以許多民眾把財團法人醫院認為為財團經營的醫院，其實是個大誤會，不過，這個誤會講不清，就此打住。

台灣是少數新興經濟體系在經濟發展的過程中，「先公衛後醫療」、「先基層後醫院」的原則來發展醫療體系。又因為私人醫院在長庚的帶領下，迅速發展，到了全民健保開辦前夕，醫療體系已經是民營為主，公營為輔，奠定了堅強的基礎。

第十一章

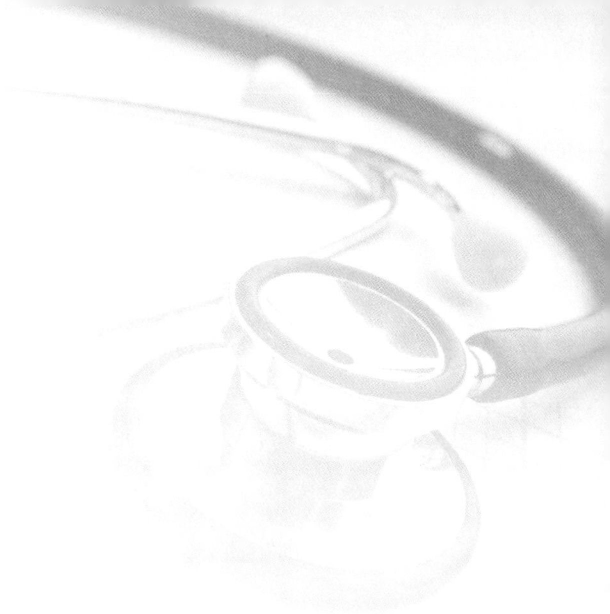

全民健保會不會倒

健保不能倒，給付不能少，保費不能調

二〇〇五年我離開公職進入生技創投，許多業界朋友知道我曾服務過中央健保局，常會問我一些問題。開始的前幾年還會聽到一些批評，有人說：「你們怎麼設計出這麼浪費的制度！」自從全球金融危機後，大家開始問全民健保會不會倒？一開始我都這麼回答「全民健保絕對不會倒」，被問了N次之後，才恍然大悟，原來大家是擔心全民健保會「破產」，或者是說被政府搞垮。最主要的原因全民健保是公辦的，任何政府主導的制度，本來就不被信任。過去二十年來的多次政黨輪替，讓政府的威信跌到谷底，不論是哪一黨執政，在野黨一定將政府的作為罵到爆為止。而意識型態的長期分裂，代表永遠有一半的人不信任當時的執政者；經過二十多年的比較，國人現在非常清楚台灣的健保是價廉、方便而質優，而且一張健保卡走遍全台醫療院所，全世界沒有第二個國家辦得到。如果這家保險公司是張忠謀先生開的多好！落在政治人物手中遲早要出問題。

「顧人怨」的健保局

全民健保會不會倒？這個議題代表的是集體焦慮。為何焦慮？在武漢肺炎之前，基本上台灣民眾是非常不信任政府的，過去的三次政黨輪替，無論當選者得了多少選票，過沒多久，滿意度就會摔到五成以下，兩黨長期鬥爭的結果，儘管執政黨做了多少好事，輿論永遠是負面指教。大家只要回頭去看，捷運和高鐵，這兩個台灣人的寶，在籌建期都被批判的非常不堪，一個是國民黨執政，另一個是民進黨執政期間推動的，今天我們還真的要感謝當年決策者的遠見。

全民健保的歷史很有趣，最早是黨外（民進黨組黨前）一九八〇年代的倡議，李登輝把這個想法轉化為執政黨的政策，但當年執政黨想要推動時，剛好遇上台灣民主化的大潮，從偉大的蔣總統及萬年國代開始，到立法院百花齊放，其背後是各種（利益）團體的角力，結果倉促上路一路顛簸。主政者每次到立法院備詢都被罵到體無完膚。楊志良教授在二〇〇一年曾經比喻說：「健保制度現今是爹爹（執政黨的民進黨）不疼，娘親（建立的國民黨）不愛，哥哥（衛生署）姊姊（健保局）沒辦法」，會後醫界自嘲為「弟弟（醫院）妹妹（診所）被毒打」。我在擔任總經理任內曾經在立法院被一位立委罵「中央健保局比街頭收保護費的小混混還不如」。當年因為立法院對也罵，錯也罵，到最後健保局就有自有主張，成了所有執政者最頭痛的單位。那時的首長稱總經理，連個「官」都不是。過去這類國營事業都是政治酬庸，唯有健保局是燙手山芋，執政者找不到人跳火坑，只好聽任健保局如「自走砲」一般。在二〇〇九年健保局成為政府機關前，健保總經理的平均壽命不到三年，常居政府單位「顧人怨」排行榜冠軍。

有人希望健保倒？

全民健保開辦時，有一群人希望健保趕快倒，今天回過頭看，實在不可思議。原因是當年立法時，的確有一群反對強制納保條款的聲音，後來立法院妥協通過了兩個妥協條款，第一是強制納保的處罰，要等健保開辦兩年後才生效；第二條是政府對全民健保虧損的補助，限於全民健保開辦後二年，逾期失效。這兩項條款之所以存在乃是當年許多人看衰健保，認為健保一定虧錢，而且會虧很大，虧到吃垮國家財政。這些遠見很快地都被打臉，健保開辦連續三年賺錢，首任總經理葉金川非常謙虛，他從不居功，只開玩笑說「他是A了雇主的錢」，所以健保到了第三年，突然冒出一堆積欠保費的兩年的民眾，到立法院陳情，說：「他們都沒有病，要補繳過去兩年的保費，不公平。」我們知道，幾百元、上千元的保費，每個月繳並不會有壓力，一旦兩年一起繳，當然受不了。最後立法院訂定了特赦條款，所以強制投保才正式上路。這個特赦條款並非無爭議，許多人說我們也是不太生病，還不是每個月按時繳費？

三明治世代

今天只要年輕人聯合拒繳保費，健保立刻倒。我最近勸告許多五、六十歲以上的朋友，下次中央健保署宣布調漲費率，不但要舉雙手贊成，還要進一步感謝身邊所有年輕朋友；他們可能是您的下一代或是職場的工作夥伴，抑或是便利商店、咖啡店的服務員，要謝謝年輕一代的貢獻。您也許有些不平，我們年輕時替上一代負擔，現在輪到我們退休，為何不能由下一代承擔？原因在於我們屬於戰後嬰兒潮的世代，人實在太多，我們年輕時支持上一代是舉手之勞；等我們老了，下一代人口比我們少，資產又在我們手裡，自然要自己擔。難怪有人形容戰後嬰兒潮這個世代是「三明治世代」，意思是像夾心餅乾一般，年輕時奉養上一代撫養下一代，到老了還要自己照顧自己。

A三年，賴三年……

全民健保開辦十週年時，醫界流傳一句口訣：「A三年，賴三年，張羅張羅又三年」。是改編二次戰後窮困時期，物資缺乏，所以一件衣服「新三年，舊三年，縫縫補補又三年」，這句健保三年口訣，講的是第一位總經理葉金川，諧音A，是開玩笑說他前三年健保賺了幾百億，是跟企業界A來的，這個玩笑有其事實的根據，因為我國全民健保沒有區分個人費率和家庭費率，而是論口計費，每戶最高四口；雇主是採平均眷口數，這是為了簡化，否則每個員工的眷屬不同，若不用平均，恐怕會有雇主不愛用有家眷的員工，所以採平均眷口。全民健保開辦時，不知未來全國平均眷口數會是多少，所以用估計，結果估高了，所以一共「A企業主A了三年」，之後才慢慢調降。所以說健保開辦的盈餘有一部分是企業界的貢獻。到了第二任的賴美淑總經理，開始醫療費用高於保費收入，所以只好省著用，醫界就用她的姓來形容說「賴」著不給錢，這當然不是事實。到了第三任，我接手，已經沒錢了，只好到處「張羅」，三任加起來差不多十年，經過第一個十年，全民健保好像就不太容易倒了。

全民健保滿十年之後，滿意度已經到達百分之七十以上，撐過了開辦前兩年最危險的創辦期，又撐過第七年健保雙漲的五萬勞工大遊行，到了二〇〇五年，健保看起來是倒不了了。當年擔任中央健保局副總經理的陳孝平教授講過一句名言：「健保的問題不在於會倒；而在於不會倒。」陳教授的這句話點出當年社會氛圍，充滿負面的評論，似乎暗示健保是個包袱。台灣有許多公立醫院把政府預算抽掉是虧損的，所有山地離島的衛生所，還有各級公立學校也是無法自負盈虧經營，我們會用這麼負面的口氣來評論嗎？這不是陳教授的錯！他是一位敏銳的社會科學家，很快的嗅出當年的社會氛圍，基本上多數人對於健保虧損是不太能接受的！

辦保險還會虧損?!

我接任健保時，全民健保因為政府欠費數百億，加上依法每五年要調漲費率時，適逢二〇〇〇年總統大選，不敢動漲價的腦筋，勉強撐了一年之後，「現金見底」，只好向銀行調度資金。最高時一度借了幾百億。後來我到了產業界，每提到健保虧損，就會被笑「辦保險哪有虧損的」，言下之意：你們這些公務員，不會經營！這已經是十多年前的往事了。

辦商業保險當然要賺錢，但辦社會保險如果賺錢，第一個問題要問費率訂的合理嗎？保險給付合理嗎？有沒有少付？商業保險，常常人死了，還拖著不理賠，全民健保可以這麼做嗎？有些罕見疾病，治療用的進口孤兒藥非常昂貴，只要上了報紙，健保立刻給付不計成本。一般商業保險怎能隨便增加給付項目而不調保費。如果今天，不是因為「全民健保，世界第一」，過去服務於健保體系的人，只要一遇到所謂的財務危機，就要被嘲笑一次。

第一次健保漲價

二〇〇二年，健保第一次漲價，平均調幅五％，這個健保史上稱第二次財務危機，當年勞工抗爭起來是「驚天動地」。近五萬以上勞工上街頭、丟雞蛋進行政院，新聞媒體天天罵、立法院質詢、監察院調查，好像我們做錯了天大的事。第二年美國ＡＢＣ電台來訪問我，聽說七年漲五％，有人上街頭，記者直搖頭，因為美國每年就要漲五～七％，而且年年漲，十年漲一倍，民眾叫苦連天，但不是政府辦的，市場機制，貴也只能忍。我們臨近的日本是薪資的十％左右；韓國是六．四六％。二〇二〇年漲到六．六七％，德國十四．六％都是雇主勞工對半。我國勞工只付三成，雇主付六成，一成政府補貼，目前的費率是四．六九％，每月自付不到千元的民眾接近九〇％。

歡喜度過十週年慶的全民健保依舊坎坷，為什麼二〇〇二年才漲過保費，財務依舊不佳？是因為每次調漲保費時，政府的補助款同時大幅增加，當年的大掌櫃行政院主計長林全替政府財政把關非常嚴格，最後健保局只好妥協。原來的制度是五年精算要漲十五％，我們擠出了一個「兩年平衡只漲一半」的方案，才通過行政院這一關。到了二〇〇四年又沒錢了，繼第一次調費率的苦頭後，行政院長游錫堃怎麼說都不肯在他任內再度調漲費率。同時留下一句名言，他說：「鍋子破了洞太小，反而不好補，等洞大一點再來補。」因為財務狀況一直不佳，後來接任的衛生署長侯勝茂，他和葉金川是台大醫科同班同學，他知道在他任內調漲費率是絕對不可能的，於是想到了一個絕招，叫做「開源節流」，其中最大一筆是「愛滋病醫療費」。

挖東牆補西牆

我國是全亞洲第一個以專法來防治愛滋病。這項法案稱為《後天免疫缺乏症候群防治條例》於一九九〇年立法，當時就訂定了愛滋病之檢驗與治療皆由政府免費提供。健保開辦之初，全國愛滋病患近百人，所以疾病管制署還負擔的起所需的費用，後來疾管署預算編不出來，就賴給「健保」；到了SARS之後，感染人數已經增加到幾千人，每年光藥費就高達二十億，這筆錢依法應由政府負擔，而非健保支援，就這樣的，侯署長把政府該付的，健保不該出的全部找出來。全民健保竟然又在他縮衣節食、挖東牆補西牆的策略下，成功的又度過四年。撐到二〇〇八年全球金融危機，這期間的全民健保，財務已經撐不下去。第三次健保財務危機，又遇到總統大選，當然又丟給下任政府處理。沒想到馬英九總統上任後遇到二〇〇八年的全球金融危機，所以更沒有人敢提調漲健保費，到了二〇〇九年，累計虧損已超過五百億元。

請上帝當署長

第三次財務危機，讓健保虧損逐漸擴大，這時候馬政府請來了當時規畫全民健保的楊志良教授擔任署長，上天保佑，我事後跟朋友說，真是天佑台灣！他和吳敦義院長，理念不合，依體制部長要聽院長的，楊志良為了全民健保，就訴諸民意，親上戰場，為二代健保辯護，並通過修法，這一修，讓健保財務穩定了十年。這其中最重要的是補充保費，我的一些企業界朋友，常私下跟我說：「這招厲害，我每年多繳了幾十萬的補充保費。」修完法的第二天，楊志良署長立刻請辭。當年他留下一句名言：「健保不能倒，醫療不能少，保費不能漲，只有請上帝當署長。」楊志良當然不是第一個因健保漲價而辭職的衛生署署長。二〇〇二年第一次漲價時，李明亮署長也是主動辭職。

這種「劫富濟貧」的補充保費制度，聽起來很爽，不過也不能過頭，德國是允許有錢人不參加全民健保，不過台灣人好像比較喜歡有錢人多交一點，至於目前的制度，有錢人交的算是多還是少！這個問題當然沒那麼簡單。

準備三個署長

全民健保開辦正逢台灣政治環境從威權體制轉型全面的民主。三次的政黨輪替共任用了十位衛生署署長。第一位張博雅署長任期七年，隨內閣改組而離開；第二位是詹啟賢教授任期三年，因政黨輪替離開；第三位李明亮任期二年三個月，因第一次健保漲價辭職。第四位涂醒哲六個月，因SARS疫情辭職；第五位陳建仁，因內閣改組離開；第六位是侯勝茂也是政黨輪替離開；第七位林芳郁只任職四個月就因塑化劑風波下台；第八位葉金川先生是救火隊角色，結束任務後主動辭職；第八位是楊志良教授一年六個月，推動二代健保辭職；第十位是邱文達醫師，成立衛生福利部後換手。

我們看這十位署長的資歷，幾乎都具教授資格。許多都當過醫院院長，也有中研院士、大學校長。從學經歷背景來看，皆是社會上專業背景的菁英；但除了少數幾位外，其他任期都不長。

公共衛生界因此有一句玩笑話：「只要健保調保費，行政院要準備三個衛生署長才夠用！」

五年平衡費率

有人跟房東租了一個店面，雙方約定依未來五年平均房租來定約，在討論的時候，雙方也同意依每年五%左右的成長率，所以前兩年房東占便宜，後兩年房客占便宜，結果五年到了，房客不准房東漲價，而這個房東不是屋主，是一家管理公司，時間一到屋主就立刻漲價，只好要求所有的員工減薪。而公司總經理到董事會報告時，被K的滿頭包，為什麼會虧損？

全民健保的費率就是用這個精神定的，健

全民健康保險法

第二十五條

本保險財務，由保險人至少每五年精算一次；每次精算二十五年。

第二十六條

本保險有下列情形之一時，由保險人擬訂調整保險給付範圍方案，提健保會審議，報主管機關轉報行政院核定後，由主管機關公告：

一、本保險之安全準備低於一個月之保險給付總額。

二、本保險增減給付項目、給付內容或給付標準，致影響保險財務之平衡。

保法第二十五、二十六條。

歹戲拖棚

二〇〇〇年，全民健保開辦五年，適逢總統大選，執政黨、在野黨都沒有興趣依法執行，只要衛生署長或健保總經理上個台，先罵再說。

這個策略很成功，逼得行政院一直要到第七年才敢調費率，而只調一點點。很快的第二個五年又到了，因為上次調漲的經驗太嚇人，所以這次只好再耍賴，結果又賴了三年，幸好這次又政黨輪替，球回到國民黨手上。

輪到民進黨罵人了，上一次被你們罵到臭頭，這次輪到我們發威，朝小野大執政被罵八年，又變成在野黨之後，罵起來威力不減，重新執政的國民黨，只好「一個頭抱著燒」，沒想到第一位衛生署署長不到半年就陣亡，救援投手葉金川上台，大家以為健保有救了，沒想到一隻黑天鵝——全球金融危機，一下子把經濟打趴了，行政院救火都來不及了，哪有心去管已經虧損一百多億的健保。到了明年，終結者楊志良上場，用犧牲打先調費率，再把二代健保送上壘，才一口氣解決了開辦以來無解的財務問題。但是，二代健保以財務平衡來講太成功了，因為在總額預算的緊箍咒壓縮下的健保支出，每年約五%的成長只加個補充保費，居然可以撐十年。這下次慘了！五年平衡這檔好事，從開辦至今從來沒有執行過，只好重頭開始。寫這段歷史是在說政治永遠是在專家學者的掌握之外，再好的制度，沒有經過民意的淬鍊都經不起考驗。

死亡交叉

這個五年魔咒——就是每五年要調一次健保費，來自於死亡交叉，因為經濟成長在成熟經濟體下，永遠低於醫療費用的成長，這個事實在歐美國家已經歷幾十年。台灣過去二十五年來基本上也是如此，所以在健保的費率保持不變的情況下，每幾年健保財務就會發生死亡交叉（圖11）。其實，制度上若每年以極小幅

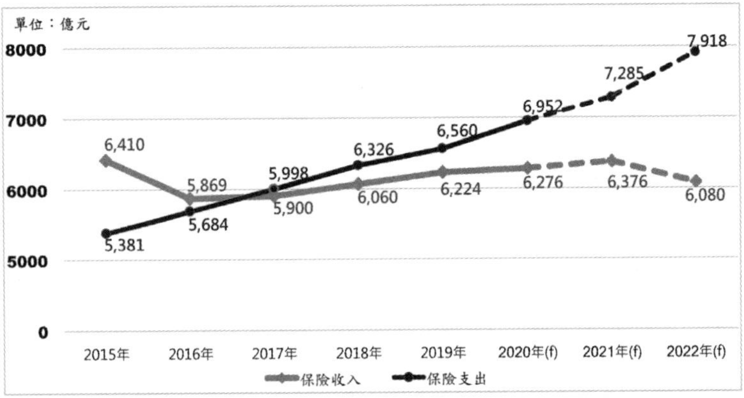

圖11　全民健保收支概況
資料來源：中央健保署（楊領嘉製表）

度調，說不定比五年調一次來得好一點。我們前面說過，只要時間拉得夠長，收支差距就會大到嚇人，我們假設目前的費率維持不變，支出同樣保持五%左右的年成長，二〇一九年虧三百三十七億、二〇二十年預估虧六百七十六億、二〇二一年預估虧九百零九億、二〇二二年預估虧一千八百三十八億，虧損看起來嚇死人，但是如果從二〇一七年死亡交叉開始，每年多收二%，其實財務狀況是非常好的，每年二%是多少？百分之九十的國人，月繳健保費不滿千元，所以二%是每月二十元不到。

阿中部長下台？

武漢肺炎爆發前，亦傳出小英總統的第二任要換衛福部部長。抗疫成功讓陳時中部長得到極高的評價。所以他的續任應是定局（走筆至此是二〇二〇年四月底）。他續任後，會是第三任在歷史上必須面對健保漲價的衛生體系首長。我們來猜看看，今年年底會不會有這種消息出現在頭版：「調高保費阿中部長下台！」不要以為不可能，您沒聽說：「民意如流水，東飄西流無常軌；民意像月亮，初一十五不一樣。」

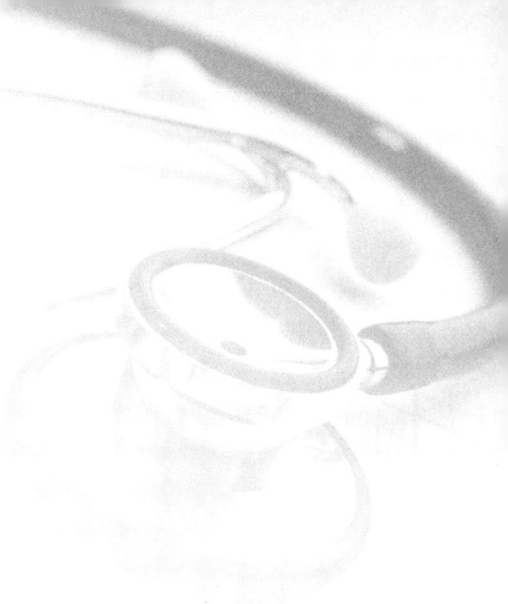

第十二章

護國神山

台灣五嶽：玉山、雪山、秀姑巒山、南湖大山、北大武山

我有一位朋友住埔里，他們家幾乎從未受過颱風的威脅。他跟我說因為有護國神山——中央山脈。二〇一三年，號稱二十一世紀造成太平洋最強烈的颱風「海燕」登陸菲律賓，造成上萬人死亡，中部地區毀滅性破壞，幾乎所有的木造建築被摧毀，使許多國人對護國神山愈來愈有感覺！

台積電

資本市場喜歡說台積電是護國神山，在二〇一九年底其營業額到一兆七百億元左右，員工約五萬人，市值約在七兆；二〇一八年全國醫療保健總支出大約一兆二千億，從業人員近百萬人，由於大部分是非營利皆無市值。這次武漢肺炎來襲，使我們了解到「醫療體系」也是護國神山。然而用如此少的經費建立的神山，該不會是紙糊的？這是我們必須正視的議題。

二〇一九年底，國立陽明大學郭旭崧校長參觀了台積電，他請教了劉德音董事長對智慧醫療的看法，劉董事長很客氣的問：智慧醫療能賺多錢？這個回答直指今天台灣

醫療體系的核心，醫療還真的不值幾文錢！事後郭校長在某個場合遇到華碩創辦人之一徐世昌。徐先生神回答了一句：「生病時就知道！」沒想到才不到二個月，世紀瘟疫來襲，台灣股市總市值到三月三十一日跌到剩二十九兆（二〇一九年十二月底是四十兆），跌幅超過二十五%。台灣這次防疫醫療體系的成績世界第一，以中國為例，第一季的經濟成長率接近負成長，與先前預估相差十二個百分點，中國GDP的六%是七千多億美元，十二%一兆四千億。對我們而言是天文數字，而台灣的影響大約一個百分點。所以說醫療體系是防禦產業，平常產值可能沒那麼高，但到了戰時對生命財產的雙重保護是極端重要的。四月十八日台灣宣布武漢肺炎零確診，第二天股市上漲二百多點，四月底連續十幾天無本土病例，下表（表7）是世界主要股市去年底到今年三月底的比較，台灣市值已經回到三十八兆。

表7　世界主要股市比較（二〇二〇年三月）

單位: 十億美金；%				
主要交易市場	年初最高點日收盤指數	3月最低點日收盤市值	期間市值減幅	跌幅%
台灣	1223	872	(351)	-29%
美國 道瓊	34425	21658	(12,767)	-37%
美國 那斯達克	14314	10003	(4,311)	-30%
日本 日經	6490	4461	(2,029)	-31%
韓國 KOSPI	1469	945	(525)	-36%
新加坡	712	485	(227)	-32%
英國 倫敦	3997	2561	(1,436)	-36%
德國 法蘭克福	2190	1341	(849)	-39%
香港 恆生	5210	3892	(1,317)	-25%

（陳崧誥製表）

健保的價值

我們剛剛比較了兩座護國神山的價值，嚴格的說，我們只比較了價格，醫療體系的價值，只有在「生老病死」的時候才會呈現，你應該不會相信一隻哀鳳（iPhone）比替你看診的醫師重要吧？當然您也不相信美容師比醫師重要，對於治療你感冒頭痛、高血壓、胃食道逆流的藥，比巧克力便宜，你一定沒注意到。但是真要你選，當口袋裡的錢不夠，該不會真的買巧克力吧！

不過，看病比洗頭便宜，藥品又比糖果便宜，點滴比可樂便宜，難道不會覺得「幸福得太過頭」了嗎？俗話說：「樂極生悲，物極必反。」一個社會制度「夠幸福就好」，再壓榨下去，有一天會有人造反，理由很清楚不是嗎？我們看病真的太便宜了。

當我們把醫生的診察費（價格）壓的這麼低，醫師的「價值」就被定位了。最近武漢肺炎延燒，電視上出現許多年輕

五大皆空

是一個描述台灣醫療情形的詞語，是指內科、外科、婦產科、小兒科、急診科（內、外、婦、兒、急）醫師缺乏，醫學系畢業學生不願意擔任這些科別醫師的情形。

的「防疫醫師」，這批菁英是SARS之後培訓的，有媒體說，「他們的月薪高達十萬以上」，我差點沒當場吐血。

一個社會長期不認同某個專業領域的價值，這個領域一定會出現幾個現象，一、菁英出走，二、產業成長緩慢，三、缺乏投資、系統老化。

年輕一代的菁英開始出走，早就已經浮現，最早是SARS後發生的五大皆空，近十年來大陸醫療需求大增，就有許多「假日飛刀手」的故事，指的是利用假日飛到大陸去開刀，一趟的收入比台灣一個月還高。

從台灣請醫師到大陸開刀，除了醫師費，還要機票、食宿，兩天一夜可以抵台灣一個月的收入，那他要收多少錢？簡單的說，同一個數字，對岸用人民幣（內科），或美元（外科），在台灣用新台幣。過去台灣醫生出走，二戰後很多去日本，越戰時去美國，現在多了一個又近、語言又相通的大陸。嘜憨了！我們將心比心，故鄉的情感與醫者父母心的召喚，可以抵抗人民幣或美元的力量？

公共衛生醫師

醫界有少數人投入公共衛生，早期如陳拱北教授、許子秋先生，近年來最有名的抗煞英雄葉金川，他們的同學，不論是「一次流感可以買下整排店面」的五〇年代，或醫學院還沒畢業，就有媒婆搶著介紹有房子／車子／金子當嫁妝的富家女的七〇年代，或是月入百萬而台北豪宅還一坪十幾萬的八〇年代。他們都只領教授或公務員薪水，擔任教授至少還有社會地位，如果不是SARS、武漢肺炎這種疫情，「政府官員」這幾個字丟在地上都沒人撿。這些極少數的例外，因為具社會奉獻性格，可以不顧收入替國家社會服務。您覺得這樣的醫師，該給多少薪水？一個月十幾萬是高薪，是以一般的人來看，但是醫師要擠破頭，而多讀好幾年書，什麼樣的薪水才合理？這次我們抗疫成功了，但是一個制度，總不能永遠只靠少數人的犧牲與奉獻。

美國政府最高薪的公務員

美國政府的最高薪的官員，是一位醫生，其實他不是「官」，他只是領政府薪水，服務於政府的國家衛生研究院。網站上查美國政府收入排行高薪的，有許多是在美國疾病管制署、食品藥物管理署服務的醫師，為什麼？美國人的頭腦比較簡單，他們認為政府機關需要什麼人才，就必須依市場價格來給薪水；我們的政府比較尊重五權憲法，認為公務員的體制應該同一套，怎麼能用「市場機制」？醫師領個十萬就說高薪？這是用一般受薪階級來衡量。除此之外，美國的公共衛生體系又分文官體系及軍官體系，如果是軍職要接受派遣，國家有需要讓你到非洲去處理伊波拉，就像軍人一樣隨時派遣，但是任軍職薪水福利退休都比較高。這樣的制度，讓美國的公務體系可以有幾千個醫師，其中很多人還有博士學位，國家用第一等的人才在保護醫藥品的安全及防疫作戰的最前線，這是大國思維。

台灣長期以來以「公務員」的思考來看待醫師，所以美國的疾管署、食藥署有數千名醫師，台灣的疾管署在SARS之前，只有局長、副局長、組長可能有醫師背景，SARS後才有防疫醫師，人數也不過十幾、二十位。有道是養兵千日，一個社會平時不養兵，到了戰時才募兵？而瘟疫，幾十年來才來一次大的，但是全民健保呢？每天要看病怎能永遠的低薪？

上一段落我們以醫師為例來講「價值」，並非只有醫師有價值，而是這個例子簡單易懂。其他醫療專業，大家可以類推；另一個我認為薪水太低的是專業護理人員，這個問題很重要。台灣的護理人員吃苦耐勞，跟傳統有關，早期農業社會找工作不易，當年還有高職、五專、國中畢業去考護校，畢業好找工作，但是由於低學歷，所以薪水不高，許多護理人員婚後就離開職場。所以護理人員的待遇偏低亦有其歷史。待遇偏低，非常辛苦所以流失率極高。

我們了解了整個醫療體系價值被低估，這只是一部分，另一個被忽視的價值是健康保險。

健保的價值

首先，最了解全民健保價值的，是一九九五年健保開辦前沒有保險而又有重病的民眾，這些故事，在上世紀曾傳頌一時，不過，對於原來就有保險的人，尤其是企業界人士，是很難了解全民健保提供上千萬人民免於破產的價值。健保最重要的目的是避免「因病而窮」，俗話說「貧病交迫」，因病而貧，而貧又容易生病。多數人平常的收入勉強可養家糊口，一旦生病收入也沒了，一點點積蓄當然付不起醫藥費，不是因病而破產，就是放棄治療，端看老天是否留他一條命。而生了病後體力差，工作更難找，如此惡性循環。所以全民健保讓大眾免於因病而貧，亦免於「貧病交錯」的惡性循環，對社會安定有極高的價值。其次，有許多疾病不靠社會集體的力量，這些人不可能擁有這類疾病在現代醫療照顧下應有的壽命。例如以前血友病在抗凝血劑發明之前，常常在青壯年時期就因無法止血而英年早逝。這次武漢肺炎的血友病童，我們千里送藥，讓大家了解這些因先天基因缺陷的小孩，必須定期用藥才能避免出血不止的各種後遺症；然而終身使用這些藥物不是一般人可以負擔。台灣醫藥再便宜，照顧一個病患平均每年也要幾百萬元，並非一般家庭可承擔。這些小朋友未來對社會會有多少貢獻？我們永遠不會知道，因生命有無限的可能。許多大病，心臟病突發、中風、癌症、急性膽囊炎及肝炎，或者是先天性的血友病、漸凍人、玻璃娃娃等，在此舉一些大家熟知的例子，不論是先天或後天，沒有靠社會的照顧，是不可能生存，看看偉大的物理學家霍金，他生的病是俗稱漸凍人的「肌萎縮側索硬化症」，晚年全身癱瘓，活到七十六歲。沒有現代全民互助的醫療體系，不可能像他活這麼久，才有機會對人類貢獻這麼大。所以健保的第二個價值是讓每一個生命都有機會發熱發光。

最後，是千禧世代所沒有經歷過的，是免於恐懼的Peace of Mind，這句英文是指「內心的平靜」。上世紀健保開辦前，在醫院急診室，常看到一幅景象，一家人圍在一起，討論要不要救，「有錢判生，沒錢判死」，在那個時代，講的不止是司法，更常見的是醫院。許多醫師在看病時，常常要替病人的口袋著想，當時每個醫院的社會工作室，最重要的功能，就是找錢。加護病房、急診室、外面的公共電話（那個時代還沒有手機）都是籌錢的求救電話。但是錢永遠是不夠的，那個時代有許多悲劇因為沒錢必須在生命與經濟中取捨。這些片段早已隨時代洪流被遺忘。

簡單結論，健保的三大價值，一、免於貧病交迫、因病而貧，二、讓每個生命都有機會發光發熱，三、社會和諧，每個家庭在生病時，不必再為錢而奔波。

你或許好奇，內心平靜與社會和諧值多少錢？一個文明的社會要有好幾座「護國神山」，一個替我們拚經濟，另一個幫我們拚和諧與安全，當然還要有文化、藝術、環保等，這些超出本書範圍的重要領域。簡而言之，要稱得上多元社會，民主、自由、開放，在於讓所有個體都得到「保護」，而有機會發揮一己之長。

醫療體系值多少錢？

我在生技創投混了十幾年，在台灣小有一點名氣，我們創投界最擅長的即是評價，評估一家公司有多少價值？我嘗試的來評估台灣全民健保。

首先我們用市場法，市場法是類似的公司在市場上的價值。

世界上十大醫院連鎖的市值，以第一名美國的ＨＣＡ為例，擁有英、美一百八十五家醫院及十九家外科診所，其總市值三百五十億美元與台積電等值。東南亞最大的是泰國的曼谷醫院集團，有四十五家醫院共八千床；總市值三千多億台幣。年營業額六百五十億，盈餘三十億左右。長庚醫療體系共擁有的一萬多張病床，占全台醫療資源的十分之一，年營收六百億台幣左右，醫務淨利只有三億多。

這兩個系統規模差不多，但是一個「非營利」，另一個「營利」。長庚是以服務勞工為主，曼谷都喜都是以服務有錢人為主。很清楚的，會賺錢、賺大錢、賺有錢人的錢，所以市值高。您真的認為長庚比不上一個泰國貴族醫療集團？從錢的角度可能大部分人都如此想。

如果全民健保是家保險公司，它的市值大約會是多少？如果全台的醫療院所都改成營利，其總市值大約會是多少？我其實沒有答案，然而平心而論，全台醫療體系比台積電沒價值，這樣對嗎？不論數字如何，我們都同意健保非常有價值。所以，我們靜下來認真仔細想，這麼有價值的一個體系，我們怎捨得讓它倒？

然而人性並非如此，西方有句俗諺：「通往地獄的路，都是由善意鋪成的。」我們雖然不希望全民健保倒，但是我們集體的「善意」卻有可能讓我們走向地獄之門！

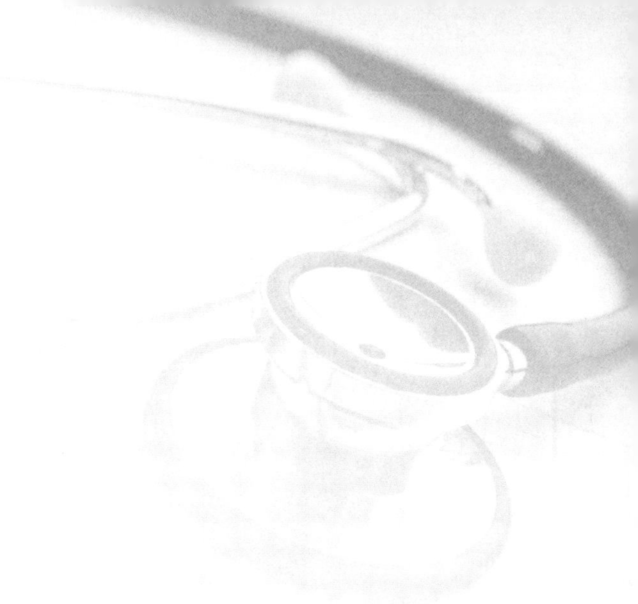

第十三章

我們與惡的距離

2030

二〇一九年公共電視推出的一部社會寫實劇《我們與惡的距離》，以一件隨機殺人事件為主軸，將對事件發生後，加害者、被害者、加害者家屬、被害者家屬、辯護律師、精神病患者之間的心境與糾葛併呈，被盛讚為台灣電視劇的新高峰。

我借用這個名詞來跟大家分享，全民健保這個涉及兩千三百多萬人的社會制度，是整個社會「集體意志」的呈現，誰是凶手、誰是被害人？許多時候，我們一些不經意的反應會傷到無辜的人，而在健保史上的確發生過許多弊案。摘錄一段監察院於二〇一九年衛福部與健保署的糾正文：「衛生福利部中央健康保險署辦理健保醫療費用審查、特約醫療院所違規查核、檔案分析及大數據資料分析等作業，卻從未能透過上開機制，主動發現或警示少數不肖醫師與病患勾串，詐領商業保險或其他保險之現金給付，同時不實申報健保醫療費用之異常情事。類此保險詐保案件僅能被動配合檢調機關之偵查作為啟動後續之行政調查，但對於特殊異常樣態之監測束手無策，未能加以深究解決並建立有效防制或勾稽機制，未盡妥洽。」這個糾正案來自二〇一六年一個大新聞——「台史上最大詐保案，醫界大咖也涉案」的報導，涉案的醫師涉嫌替病患進行非必要摘除器官手術，且開立不實診斷證明書、偽造病歷，衍生出詐領健保醫療服務費用。經監察院調查予以糾正。

在健保史上這類新聞當然不是第一次……

健保下的陰影

所有的保險都有「詐欺」，就像任何社會都有犯罪，根據美國的統計，因詐欺造成的醫療費用大約占十%。全民健保初期，就用「大數據」掃黑，當然，這個名詞是二〇一〇年之後才廣泛使用，這種用巨量資料的分析來找出嫌疑犯的技術，我國是最早應用在全民健保。

二〇〇〇年，中央健保局的兩位法務與稽查專家劉在銓與葉鑫亮收集了一九九五至二〇〇〇年間健保局查核到的「醫療違法違規」案件，在全國約兩萬家的特約醫療院所中，每年平均約二百六十家左右被抓到。他們兩位精挑了三十五個「個案」出版了這本歷史文獻——《健保下的陰影》（以下簡稱《陰影》）。中央健保局第二任總經理賴美淑教授在序文中寫道：「這本書道出醫師、民眾與健保局其間的糾纏錯綜，其實使我們更了解這三方是利害與共、生命共同；希望這本書有它的作用，掃除健保下的陰影。」

密醫

健保違規，在開辦之初最大宗的類型是密醫，密醫是早年醫療資源不足的時代，社會的一種常態，尤其在鄉下。這次抗疫醫院的重心，桃園機場附近的衛福部桃園醫院院長——徐永年醫師，早年曾在雲林四湖鄉服務，他回憶道：「這些赤腳仔（台灣鄉下對密醫的俗稱，與大陸的赤腳醫生不同，是自學而來，不是國家栽培）很厲害，每個病患進來就打三針，收費比正規診所便宜，非常受歡迎！」他花了許多年的衛教，才慢慢說服民眾，其實一般小病根本不需要打針，打針的文化，在日據時代就很盛行，後來造成B型、C型肝炎的傳染，都是上世紀的歷史。

全民健保開辦，第一個遭殃的是密醫。因為以價廉、親切的服務占有小小的一個行醫空間。在全民健保，基層看病不到百元的競爭下，逐漸被時代淘汰，所以有人鋌而走險，常用的手法包括偽造醫師證書、「借牌」僱用「外籍華僑醫師」，合法掩蓋非法，醫師出國由密醫代診，這些型態當然在二十一世紀以後就銷聲匿跡了。例如：IC卡全面使用後，健保局會定期向出入境管理局取得醫師出入境的檔案，然後和健保醫療費用比對，幾年之後，所有的醫師在申報費用時都會非常謹慎，不然會被抓到出國期間還在看病很難解釋。罰起來金額都很嚇人，除了要扣罰兩倍的醫療費用以外，會被停止特約、移送法辦，甚至判刑。

換物和虛報

以健保卡「假就醫真換物」，在勞保時期就非常有名，勞保單換便當、換維他命、換保養品，甚至有到按摩院、理容院。這些上世紀的產物，到了全民健保開辦之後，還存在了一小段時間，許多犯罪的型態，當大家知道健保局一定抓得到，就逐漸消失了。

還有一種型態，有些醫師想不到健保局怎麼那麼厲害，就是偷偷的把來看過的病患拿來申報費用。早年，大數據不一定查得出來，只要量不太大，大數據看不出異常，ＩＣ卡上線之後，因為每次看病要「刷卡」，每天看診後要把一天中所有病患資料上傳給健保局，已經無法虛報，過去有些不肖醫師就跟親友借，甚至不同診所互通有無，使用ＩＣ卡後就無所遁形。

這本《陰影》出版之後，我後來問了健保局同仁一個問題，警察屢破大案民眾會認為警察很厲害？或是認為治安很差？警察破獲走私毒品，是緝毒效率高，還是只抓到冰山一角？媒體每次公布健保局又查出什麼弊案，許多人覺得又有人在A健保，並認為健保局的稽查體系非常有效率的人少很多，那麼如何讓民眾有信心？

九〇年代，紐約市長朱利安尼成功運用破窗效應，將紐約市整治為低犯罪率的城市。這個理論是說一個城市的犯罪率高，起因在於容忍一些反社會行為和社會失序的「小罪」，像是有人會亂丟石頭造成許多一樓店面與住宅窗子破了。大家不追究這些小罪，結果犯罪率持續性的高。朱利安尼市長利用這個理論，十年有成。紐約市原來許多地方店面沒人租，到二十一世紀，整個城市到處是優質餐廳、精品店、藝廊，成為大城市犯罪防制策略成功的經典。

所以如果仔細讀這本《陰影》的個案可以看到一個有趣的現象，健保局對A健保的「零容忍政策」，也就是我們不允許在健保社區產生破窗，再小的犯罪都要查，如何查而不擾民便是大數據！我們來舉有名的例子。

名醫詐健保

我們看幾則小新聞：「某診所醫師因健保支付有合理門診量的限制，涉嫌將門診多的醫師移到量少的醫師申報，詐領健保九萬元遭市調處查獲」。您難道沒有疑問，才九萬元？這種案子怎麼查得到？市調處這麼閒？

再來看大一點的案子，一位減重名醫掛勾保險營利，開立假診斷書，讓病患詐領保險金近六千萬。結果新聞標題是「名醫詐健保」，一字之差差很多。這個案子不是「A全民健保」，而是這些民眾詐領商業保險。在大數據時代想詐健保幾千萬？門兒都沒有。再看一則二〇一〇年大新聞「某大醫院A健保，須吐回一．五億」。事實是該院一位婦科醫師將癌組織混入正常組織，開具不實診斷證明，除詐領上千萬商業保險以外，亦詐領數十萬健保費。以就事論事的角度，這位醫師有沒有看病，當然有！看了病替病患切片申請健保給付。有沒有詐健保？答案是沒有。第三他把別人癌組織混入正常組織出具偽造報告詐了誰？答案是詐了這些病患的商業保險。這位醫師有罪嗎？答案是肯定的。而醫院是否有疏失？這一題很難解釋。當年這家醫院被罰了一．五億，覺得很冤枉。但是那是有其時空背景的，我們不談。寫這個案子是要說明，沒有A健保的錢也遭殃，有了IC卡與大數據，想A健保上千萬元沒這麼容易。

假住院A保險

全民健保開辦後，有一種醫療保險銷售的很好。很多醫師抱怨有這種保單的人輕病會要求住院，並且「勾勾纏」，造成醫師們的困擾。您也會好奇，有保險住院用自費就好了，醫師有什麼好抱怨的，反正是他（她）自己的錢。原因在於保險公司很聰明。這種輕病住院，保險公司最頭痛，以前這種保單不敢亂賣，為何這一、二十年來大賣呢？因為保單通常是日支型，例如住一天固定給五千，但要求必須是健保核准的，這招厲害。保險公司知道假住院、輕病住院不好稽查，但他們清楚健保稽核體系有一定的效能，有健保把關，生意自然好做。也明瞭要A健保不容易。再看其他個案新聞，「某偽精神病患住院詐領案」、「假住院真詐財」、「躺著詐賺，職業病人詐保一千三百萬」、「假住院真詐財，一家三代十八人領三百六十萬保險金」。收集這些案例最多的機構是財團法人金融法制暨犯罪防制中心。有健保大數據產生的外部效益，最大受益者之一便是保險業。再次強調，以後看新聞有A健保金額幾百萬或幾千萬，麻煩通知我，有這種厲害的角色，故事絕對可以拍成電影。

帶鑽戒拿窮人卡

早期台灣有些人移民至美國，有朋友說，美國有一種卡很好用，有人專門仲介代辦，這是什麼卡？就是美國保障破產後之家庭的「低收入保險」（Medicaid）。許多移民在美國自己名下沒有銀行帳戶，是用現金、用先生的錢、名下無房，美國的制度是信任制。醫師們開始覺得奇怪，怎麼最近亞裔（華商）貴婦拿窮人卡。後來事情鬧大，政府開始調查，這個漏洞隨即被補上了。亞洲人到歐美住豪宅、開名車、不繳稅，惡行惡狀的人還真不少，這種人回到台灣劣根性不改，用盡方法求、騙、纏；簡言之就是要醫師讓他們免費健檢、電腦斷層、核磁共振、抽血等，一回國能做多少檢查就做多少，將僑民名聲都搞壞了。我認為很多人規規矩矩的，該付的一毛錢不少，不該用的不亂用，然而一顆老鼠屎，少數人的惡行會讓所有人被留下惡劣印象。

不過我特別討厭一種人，有一次，我在一個演講中提到補充保費，一位聽眾從座位上舉手發言，他自稱是會計師，他說：「他都教客戶如何避稅，所以政府一毛錢都課不到！」他非常得意。我如果年輕十歲，真想當場斃了他。

二代健保能撐多久，要看那種我想槍斃的會計師有多厲害。

不論這個社會有多少壞人，只要好人還是大多數，基本上我們建立的自由民主制度就可以延續。當然全民健保也不例外。所以這些少數的壞分子是搞不倒健保的。我們最大的威脅來自於我們自己，因為大家都將責任推諉至他人，無人承擔，才是健保的真正危機。

其實要搞倒全民健保很難，九十趴的滿意度，哪一個總統／行政院長敢讓它破產？當然不會，所以只會有「有心人」操弄政治議題，這些議題跟我們這些小老百姓無關，我們只要盯著看誰心存不良，敢讓全民健保辦不下去就好，所有口水戰與我們無關。

但是西方名言：「通往地獄之路是由善意所鋪成。」這句話很有哲理，會不會我們以為是在為健保好，反而把它搞倒呢？

財團醫院A走我們的錢

每一年衛福部中央健保署都會公布十大或二十大賺錢的醫院，我們只看「醫務收入」，排除像長庚有台塑四寶的股利，或各醫院停車場、美食街的非醫務項目，除了台大、中醫大，分別是五億、二十二億之外，以二〇一七年為例，長庚體系約十億，北醫體系（含雙和、萬芳）約十億，其餘醫院一、兩億或一億不到。這份名單沒有公布的是台灣十大賠錢醫院。大部分醫院的盈餘都不到一億，比電子業代工的「茅山道士」還不如。

有些公共衛生界的朋友會跟我說：「醫院還在賺錢，表示健保給付太高。」這真是神邏輯，言下之意，等醫院大部分賠錢了，再來處理，否則錢都給醫院賺走了。

如果您相信這個邏輯，您可能不小心踢了健保一腳！

陽明大學衛生政策期末考題——醫院可以賺錢的制度和不准醫院賺錢的制度，何者為優？大學研究所考題都比較狡猾，有一年我是這麼考的：「准許醫院賺錢的制度和不准醫院賺錢的制度，何者醫療費用高？」我換個方式問，台灣所有的餐廳都不准賺錢，那麼用餐會不會比較便宜？這個神邏輯來自於一種信仰，說某些醫院賺走了我們這麼多億，所以把這些錢拿回來，民眾要繳的錢就更少了，不是嗎？

三個考題

我在陽明大學公衛研究所喜歡問學生一些看似簡單、其實很詐的問題，以下三題，您可以試試看：

第一題，實施強制性的轉診制度，會讓全民健保比較少浪費（沒有人可以逛醫院，或小病去大醫院），請問這種新制度和目前制度相較，醫療費用何者高？⑴現行制度（自由就醫，較浪費），⑵未來制度（強制轉診，較不浪費），⑶無法預測。

第二題，允許醫院可以獲利的制度和醫院不可獲利的制度，何者長期而言會耗費較多的資源？（註：長庚體系占台灣醫療收入的十分之一每年賺？億，我們健保應該規定所有這類醫院，有賺錢都吐出來，說不定醫療費用可以更便宜？）

第三題，有藥價黑洞的制度藥費較高，還是不准醫院賺價差（或只准收取固定百分比／金額的平均費）的制度藥價高？（註：醫院賺了那麼多藥價差，應該全部回收，健保不就更便宜？）

這三個題目都很難，很會考試的學生，一看題目，就知道答案絕對不像我們一般人想的這麼簡單。

藥價黑洞

藥價黑洞，據估計每年約幾百億，之所以叫黑洞，因為沒有人真正知道全台所有醫院藥品成本與健保給付價之間的「藥價差」全部是多少？所以稱為黑洞。一般認為，大約是全部藥費的百分之二十左右，那就是三百億，有人認為更高一些，反正沒有人知道答案。數字看起來很大，但是省不下來。為什麼呢？全民健保給付醫院的錢裡面，最不符成本的就是病房費，一般病房費，醫學中心五百一十二元一日，有沒有看錯？當然沒有，病房費太低有其歷史，我們的制度是以有餘補不足，不能說多（藥價差）的要收回來，少的（病房費、醫師診察費）不補，那醫院如何經營？整體而言，根據陽明大學黃文鴻教授的研究，如果醫院的藥價差全部收回，台灣九成的醫院是虧本的。藥價差制度要不要改，是另一個議題，但將藥價差收回來而不給醫院其他收入，一半以上醫院會經營不下去。

陽明大學的考題還有一題——有藥價差的制度和不准藥價差的制度，何者便宜？您或許會想，我怎麼都出這種陷阱題？醫界賺足幾百億，然後我們的藥價還比較便宜，騙肖仔?!

德國不准藥價差

世界上有沒有不准醫院賺藥價差的國家？當然有，雖然是少數，最有名的是德國。

藥價黑洞

所謂「藥價差」，亦即外界俗稱之「藥價黑洞」，係指健保藥品支付價格與醫療院所採購價格間之差距。一般係指健保特約醫療院所採購藥品獲取之利潤。

「藥價黑洞」（Black Hole）是黃文鴻教授於一九九六年英國《經濟學人雜誌》（*The Economist*）在香港舉辦的國際研討會首先使用的名詞。係指台灣健保局訂有各品項的藥價基準，藥廠販售藥品給健保特約醫療機構時所給予的折扣或價差。

德國的參考價格制（Reference Pricing）很特別，首先是為了全民健保，他們採取了「全國統一的藥價」的制度，統一藥價，解除了地區間藥價不同的供應鏈問題，但是犧牲了「市場」，所以以立法明訂健保給付的藥品，排除於公平交易法之外（處理市場壟斷引起的不競爭，而使價格偏高），因此必須明訂藥廠—供應商—零售（藥局、醫院）各環節之「合理利潤」，根據研究，德國學名藥價平均是英國的兩倍，這個例子再度教我們「有得必有失」，任何決策不可能完美，要先決定政策目標，並付出代價，德國基本上是廠商可以自由訂價，新藥、新學名藥皆是如此，那麼，他們怎麼「控制藥價」，這就是有名的參考價格制（Reference price）。

德國是全世界第一個把「類似藥效」（Therapeutic Group）放在一起訂價的國家，這個有名的「參考藥價制度」（reference price）是把同一個group的藥統一訂定一個上限價，廠商可以自由訂價，超出的部分由病人付「差額」，這就稱為「差額負擔」，此外是病人另外要付支付「部分負擔」，德國的部分負擔制，過去二十年來改變多次，由採「固定處方費」改成依藥價（比較像定率，co-insurance），然後再發展成以藥品的大、中、小包裝採不同部分負擔的制度。又十二歲以下兒童或十八歲以下有發育遲緩的青少年，都免除負擔，而一般人年度部分負擔上限是年收入的二%，慢性病患是一%。藥品訂價如果比上限價低三十%以上，可以免部分負擔，有了參考價格制度之後，雖然廠商仍有「自由訂價」的權利，但很少廠商會把訂價高於上限價，因為醫生依法有責任告訴病人所開的「廠牌」，是否超出上限，而病人需付「差額」，所以要病人多掏腰包的產品，在市場競爭力自然差。

德國的 Grouping 分三層，第一層就是我們常用的「同成分、同劑型、同劑量」的學名藥，且其生體相等性是一樣的（Bio-equivalence），也就是我國習慣上稱為的「成分別藥價」。

第二層是藥性上或療效上相同，例如：Angiotensin II receptor antagonist 這類的口服降壓藥，從表中可以看到共有八種化學成分，也就是這一大類都是訂一個上限價。

第三層療效相同，例如：抗憂鬱劑（Group 7, SSRI），有三種化學成分，其中最有名的成分 Fluoxetine，原廠品 Prozac，中文百憂解，是自三環抗憂鬱劑，一九六〇年上市，二十多年後第一個新機轉治憂鬱症的新藥。

雖然德國用了許多方法來控制藥價，但是因為在藥品行銷體系，缺乏市場競爭，廠商又可自由訂價，基本上是屬於高藥價的國家。

多年前，我在某個場合提到了德國的制度，德國是實施全國統一藥價的國家。席間有一位健保專家，是當年全民健保規畫小組的主要成員吳凱勳教授，他聽了半信半疑。

有一次他去德國，遇到藥局就去問價格，他後來跟我說：「真的！不論是到哪裡，價格都一樣。」德國為了公平，犧牲效率。前者保證走到哪裡價格都一樣，醫院、診所、藥局採購的成本都相同，不會有診所藥比大醫院貴，但是德國的藥價在國際是屬於貴的國家，所以他們為了公平犧牲了效率。

有次，一個醫藥界的朋友對我說：「誰發明了藥價差？這個被輿論批評的體無完膚的制度，實在厲害。讓醫界和藥界『自相殘殺』，但是人民得利！」我回答說：「我們沒那麼聰明，這個制度是歷史上的一個意外。」這位朋友的評論講到台灣藥價制度的精髓，是讓市場來決定價格，所以台灣藥價世界俗！知道了答案，那麼我們還要廢除這個制度嗎？

或許您會說，既然這樣的制度可以讓藥價便宜，但是我們能不能事後再把醫院賺的價差，要回來？

實報實銷

大家知道所有公司出差都要報差旅費，有些公司給高階主管採實報實銷，可以搭商務艙甚至頭等艙，住最好的旅館，吃最好的餐廳；但若是公司想要節省成本經費，便會給一個定額，員工可以搭廉航、住青年旅館、吃泡麵，這些公司都不管，省下來的錢是員工的。公司老闆發現員工賺很多，又想出一招，就是向員工要回省下來的錢。您真的覺得只有老闆是聰明人，員工都是笨蛋？

無效醫療

武漢肺炎到了四月初，全球病例已經破百萬，超過五萬人死亡，歐美各國缺乏呼吸器，連吸塵器大廠Dyson都被英國政府徵召去製作。台灣在SARS期間也缺過呼吸器，後來健保擴大給付呼吸照護，結果一時之間呼吸治療中心林立，二〇一二年監察委員的一份調查報告直指兩大問題，其一是內、外、婦、兒「四大皆空」的困境。他也看到洗腎、呼吸器造成健保的沉重負擔。根據陳時中部長的回憶，說經過幾年的政策推廣善終、安寧等宣導，家屬接受重症病患末期無效的使用各種維生系統並非延長生命，而是延長「死亡過程」，一般民眾愈來愈能接受臨終前放棄急救的觀念。幾年下來，全國呼吸治療中心減少了許多家。陳部長說，有醫院在倉庫找到幾十台呼吸器，是幾年前關閉呼吸病房留下來的，後來清查共五百多台，這次武漢肺炎疫情正好可以當備援，說不定還可以援外。

所以您如果認為我們還有很多無效醫療的錢可以省下來，那麼請洽財團法人（台灣）安寧照顧基金會，這個民間組織推動善終多年，根據二〇一五年全球死亡品質調查中，我國名列亞洲第一、全球第六。

寫到這裡，您或許懷疑，這位作者真奇怪，我們心中認為是問題的，作者都說不是問題，真是如此嗎？我們真的問題不大？那麼健保應該不會倒了？的確！二十五歲的全民健保不可能倒，也沒有任何人敢讓健保倒，那麼全民健保真的不會倒？對！但是要漲價，您接受嗎？每年漲二％或五年一次漲十幾二十％。

上面的論述，在強調一點，因為我們習慣了上面的這些論述，一旦電視上名嘴開炮，您或許也會說「是啊！好多浪費」、「某某醫院賺那多錢，吐些出來問題不就解決了？」、「對啊！還有藥價差以及無效醫療」。所以我們覺得「政府」應該多努力多多節流，補漏洞！不要動不動找老百姓要錢！

量入為出？量出為入

其實二十五歲的全民健保已經老態龍鍾，第一個症狀是「長期貧血、營養不良」。過去十幾年來以財務控制為最重要目標的「健保會」（全民健康保險會）。委員會由保險付費者代表、保險醫事服務提供者代表、專家學者及公正人士、國家發展委員會及主管機關代表組成。最主要是審議保險費率及保險給付範圍，以及醫療費用總額之協商與分配。用白話文說明就是要漲價（調費率）、要增加新藥都要經過他們的同意，同時每年會設法完成出錢的與拿錢的，雙方同意一個總額。這是我國過去十年來控制醫療費用成長極重要的機制。健保會訂費率得保持「量入為出」又「量出為入」為原則。這兩句話似乎相反，為何集中在同一個機關？從短期（五年）的目標是量入為出，有多少錢只能在這個範圍內花錢；中長期則認為人口老化、新醫療科技的因子，當收入／支出到了每一個五年短週期之末，支出遠高於收入時，又要量出為入。依照實際支出的預估來增加收入。健保要增加收入，最重要的是保費，對民眾而言，便是漲價。

一廂情願

全民健保規畫犯下最大的無心之錯是相信可以用精算報告來建立費率調漲機制，所以《全民健保法》，對於費率的調漲明定報行政院核定之。當初規畫小組是受到勞農保費率亦明定在法律條文，而每次調費率都要修法，當年實施農保精算費率八·五％，到立法院大手一揮改成五·八％。立委在發言時振振有詞：「這是政府欠農民的，繳費代表農民的誠意！」而勞保醫療支出大增，但每次談到調費率，立法院反對到底，當健保立法時，行政權比現在大很多，所以就「一廂情願」的希望未來健保費率調整「不要受政治干擾」。這當然在健保史上，從未發生過，我們最後面再談。

第十四章

明天過後

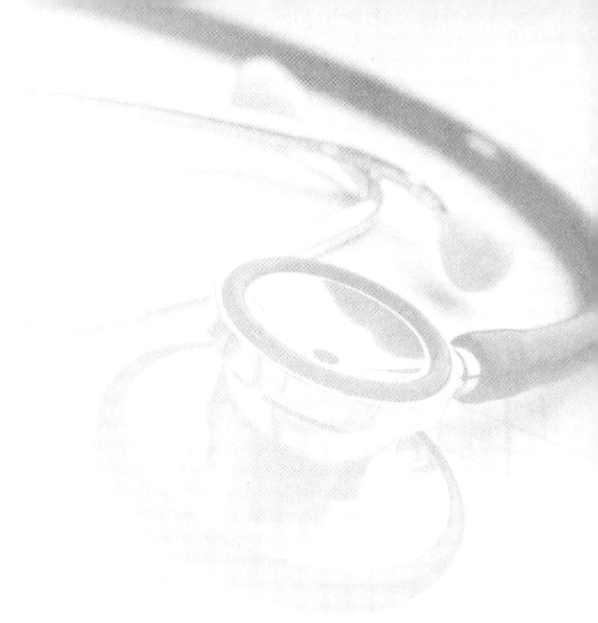

2030

二〇二〇年冬，除了新冠病毒之外，還會有每年都會來拜訪我們的季節性流感，這將是有記憶以來第一次雙流合擊，不過，經過大半年的準備，全球都進入新生活運動，戴口罩、勤洗手、保持社交距離、少出國；各公司行號、餐廳、景點量體溫，監控健康、生病不出門、不上學、不上班已成常態，緊急用疫苗在某些國家已經開始用在醫療人員，以及機場檢疫和警察等必要的公共服務第一線人員。確診病例大幅減少，在已開發國家，上半年檢驗能量不足、醫療體系爆量，以致於死亡率偏高的現象，隨著新藥的上市，也大幅改善。

根據中央健保署的統計，輕病看診大幅減少，醫療院所門診下降了二成。但是正如我前面分析所預測的，醫療體系的成本不降反升，過去醫院靠門診的收入來補貼住院給付不足，現在少了這部分的收入，許多醫院經營困難，紛紛要求政府紓困，此時不巧的是，健保財務亮起紅燈，虧損預期達六百七十六億。

超前部署

擅長超前部署的阿中部長，早在年初疫情高峰時，就在指揮中心邀集了中央健保署李伯璋署長以及主要幕僚進行沙盤推演，制定出作戰計畫。您可能會問：「我有內線消息？」其實只要熟悉健保財務，就知道在總額預算的架構下，健保署對於未來三年的財務推估非常準確，落差在一％以內。以每年六、七千億的支出，幾十億的落差可以不必理會，所以我是否有內線消息並不重要，而是任何人在阿中部長的位置，他應該早在去年就開始思考這個問題，而過去的歷史與世界各國的經驗告訴我們，他可選擇的政策工具其實不多。

阿中部長的選擇

我來帶大家分析阿中部長有哪些選擇？首先，再仔細看一下健保財務，雖然二〇二〇年會虧近七百億，但是安全準備金還有一千五百億，好像不急，不是嗎？二〇二一年，預計虧九百億，真正問題是二〇二二年要虧一千八百億。全民健保收入和支出這兩條線的斜率不同，我們前面已經分析過，一旦死亡交叉過了收支平衡點，時間愈長，差距愈大。以我對阿中部長的觀察，他應該不會採拖字訣，不會等「鍋子破了、洞大一點再來補」，我認為他會很果決的選擇在今年就面對這場健保硬仗。

拖的背後通常有兩種原因，第一種是任期已屆，或公信力受到質疑、無心戀戰，這絕對不是阿中部長的心境；另一個原因是不認同目前的全民健保的基本精神，不認同健康是社會責任，認為健康是個人責任，反對吃大鍋飯，這種想法以新加坡制為代表。

健康是個人的責任

如果我們要採用新加坡制，改採個人責任，那麼全民健保基本上必須停辦，政府每年貢獻給健保的一千億的保費，轉成補貼，醫療價格可以簡單分三級，可以學航空業，經濟艙、豪經艙、商務艙；經濟艙給中低收入戶一〇〇％補貼，一般人付二〇％，豪經以上由自己買的商業保險依其保單給付，雇主責任在於補貼員工購買商業保險。這種制度最大的好處，醫生的怨言不見了，因為可以自由訂價，由市場決定；也不會再抱怨浪費，因為看病變貴了，想浪費的口袋要夠深，只要你有錢，自己想花，別人都管不著。當然，現在這種自由就醫，「幾百元吃到飽」的時代立刻停止。

如果阿中部長真這麼想，那麼他不可能現在採取行動，一定會等到健保財務破洞大到不可收拾（二〇二二年底）引發民怨再處理，要如何處理？廢除全民健保？大家可以好好想想。哪一位總統或行政院長敢廢除全民健保？我認為機率是零。

健康是基本人權

如果我們整個社會經過「再次」的討論，確認健康是基本人權。我用「再次」，基本上並不準確，其實在全民健保開辦的一九九五年，台灣社會並不曾認真討論過這個「最上位的價值觀」，然而依其運作精神與法律條文，我們猜測當時應該是這樣認為的。我認為，台灣社會要在這一次先討論這個問題，有了結論之後，選了A就接受A的缺點，選了B就接受B的缺點，不要選了A，又想要B的優點，選了B但不接受B的缺點，真的是「精神分裂」！這裡談的是A和B就是個人責任與基本人權之爭。這乃是「大是大非」的問題。

魚與熊掌

在我們的生活中，到處都要「取捨」，取捨是多元社會的常態，在古代老百姓沒什麼選擇，每天種田才勉強餵飽，累都累死了，還能想東想西。古語「魚與熊掌，二者不可得兼」這是貴族才有的奢侈。現代人物質充足，處處要選擇，從今天晚上吃什麼？到連假去哪玩？到選高薪血汗的公司，還是寧願時間比較自由但收入不穩定的工作。所有的一切都需要取捨，全民健保當然不例外，只是個人的取捨比較單純，在民主自由的國度，整個社會國家要取捨是複雜的。

概略的說，若社會極度厭惡浪費，對別人太自由就醫永遠吞不下這口氣，請選新加坡制，從此大家心平氣和，接受有錢人與比較沒錢的人看病待遇不同。這種制度還有一個最大的好處，醫護人員自此不再抱怨工作時間長，收入會變很高亦不會抱怨血汗，也不需祭出《勞基法》，更不會「五大皆空」，因為市場機制必然讓這些大科價格提高。企業界也會喜愛，因為他們補貼勞工多少去買商業保險政府管不著，一切由市場決定。厲害的咖可以拗到很好的待遇，生病可住頭等房；不夠厲害的，老闆願給多少算多少，生病了也沒太大的煩惱，只要去擠經濟艙也不是問題，價格可以很親民。資本主義社會，拿錢說話。

如果大部分民眾選擇現制——全民健保繼續經營，基本是認同「健康是基本人權」這項大原則，那麼就請先決定喜歡什麼、討厭什麼？如果還是非常討厭浪費，請支持「強制轉診」或大幅提高使用者付費。希望保有自由就醫又不希望就醫時付費太高，請支持調漲費率，接受一定的浪費不可能消滅。寫到這裡，我的健保專家朋友一定會笑我太天真。他（她）們會說大家會選擇維持現狀，但不能調高保費。當年有句名言「給付不能少，費用不能漲，保費不能調，健保不能倒」，真的是「我的野蠻健保」。

使用者付費

全世界大部分文明國家的基本原則是一致的——支持健康是基本人權。我前面說過，這個基本原則在我國建立全民健保制度的過程中，從未被正式或明白的討論過，更清楚的說，這個上位價值是健保的最高指導原則，如不先釐清所有的下層運作的辯論是「打混仗」。我舉例來說，當名嘴甲說健保的浪費要實施使用者付費，乙說不可懲罰病患，其實出發點是相反的。如果不是，那麼甲的使用者付費一定有但書，例如低收入戶、重大疾病減免，一般民眾年負擔不得超過十%收入，有了但書，甲和乙就是理念相同，但是對浪費的忍受度不同。所以甲和乙討論之前，先把「上位價值觀」說清楚。如果價值觀相反，應該在哲學層次上辯論，那裡才是理念衝突的根源。理念不同，談操作方法浪費雙方的時間！

有了基本人權這個前提，就不會太認同使用者付費論。使用者付費在台灣有很多支持者，其中最重要的代表人物，就是中央健保署李伯璋署長。李署長本身是知名的移植外科醫師，在進入健保體系之前，曾任台南醫院院長，推動器官移植不遺餘力。

二〇一六年，進入蔡政府一任的內閣，擔任中央健保署署長，觀察他的政策，我們可以說他是「贊成」健康是基本人權，也認同使用者付費的代表性人物。

我們前面以新加坡為例，說星國執行的是個人責任制，個人責任就是使用者付費制的極致。而李伯璋署長的使用者付費是在健保體制下，例如他在二〇一七年把醫學中心的門診和急診各漲六十元和一百元，從衛福部到各醫學中心都「嚴陣以待」，結果似乎船過水無痕，這一點錢對全民健保而言，連零頭（就是億）都不到。對於使用者而言，到台大、榮總、長庚這類醫學中心，給最好的醫師看診，才幾百元，您覺得會有人因此不去看病？所以，如果部分負擔要有抑制非必要醫療行為的作用，或小病不去大醫院，那麼金額必須大幅提高，到底要多高？沒實驗是不會知道的。

二〇二〇年三月，李署長拋出藥品部分負擔百分之二十不應該有上限，以及檢驗、檢查自付一千元，或許全民眼睛都還盯著武漢肺炎的疫情，沒時間反應，或許大部分人相信政府不會真「敢」得罪民眾？所以輿論上沒有太多的評論。

藥費百分之二十的部分負擔，合不合理？我們舉幾個例子就清楚了。

二〇一九年，國人每次去門診看病，若到醫學中心，平均約三千九百元，基層醫師八百元，一般而言藥費占四分之一左右，所以到台大、榮總、長庚，藥費大約一千元不到，百分之二十的藥費大約兩、三百元，很便宜，對嗎？

行政院大掌櫃，主計長朱澤民，也曾經擔任中央健保局總經理，他講過一句名言：「左腳泡八九十度熱水，右腳泡冰水，平均四十度的溫水，很舒服?!」處理健保要看極端值，一般老人家、慢性病三高，藥費大約一兩千就足夠，所以百分之二十，每月幾百元，應該是大多數人可以負擔（我們所有討論都排除低收入戶）。如果是癌症，平均藥費五萬多，有些癌症要十萬，最近的免疫療法要上百萬，另一種基因療法要千萬，幸好，全民健保把癌症列為重大疾病，而遺傳性疾病，慢性C型肝炎（一個療程十二週，十幾萬），愛滋病都免部分負擔，所以百分之二十的藥費，不會代誌大條！

良質米——有點黏，又不能太黏

以前有一個米的廣告說「最好的米，要有點黏又不能太黏」，據說夫妻之間也要如此。在以健康人權為基本理念下的使用者付費，只能有「那麼一點貴，又不能太貴」，說穿了是使用者付費，只是拿出來讓大家感覺好一點，也就是說付費的金額，讓使用者會痛，才會有用；有用就違反了健康人權的基本精神，任何在全民健保的架構下推出的「使用者付費」，都只能有一點點用，但對健保財務或醫療行為（小病到大醫院），不會有影響！所以能節約的浪費很有限，對健保財務沒有影響。

再一次健保雙漲？

二〇〇二年，我在面對健保財務危機時，向行政院提出的方案是只調費率。這個想法，當年千辛萬苦地和民間團體溝通之後，向來反對漲價的消費者文教基金會，聽到我苦口婆心的分析之後，對外以「含淚接受」表達支持。但是這個只調費率的方案，到了行政院就被否決，當年行政院長的一句話，我印象深刻——「只漲價，都沒有改革，那過幾年還不是一樣？」在行政院，健保局提出「藥品部分負擔百分之二十，上限兩百元，並增加區域醫院與醫療中心之部分負擔」。

政策一出，反對聲浪一波又一波，套一句英文「All hell breaks loose」，地獄炸開了，除了五萬勞工上街頭，Call-In節目天天罵、立法院質詢，一直到二〇〇三年SARS疫情後尚未停止，加上監察院調查，難怪游錫堃院長任內不想有第二次，所以改革真的很難。

轉診制度

阿中部長如果認為太自由就醫非改不可，當然也可以下定決心實施轉診制度，我們前面說過，健保法第四十三條的部分負擔，直接到大醫院要付三〇～五〇%的天霸王條款，他只需要下令健保署「依法行政」，我相信所有的大型醫院門診一定會大幅下降，逛醫院這種浪費應該立刻成為歷史。這個二十五年前被張博雅署長按下暫停鍵的條文，您認為阿中部長會重新啟動？

不論使用者付費或強制的轉診制度，能替健保省下的錢有限，原因是我們前面所分析的，健保欠醫院及醫護人員太多，過去靠門診的量以及藥價差才勉強生存，只有前段班的醫院才看的到「億」以上的盈餘。其次，十八年來的總額預算早已把醫療費用用金鐘罩罩住。這一點是絕大部分非醫療界的朋友最沒辦法理解，怎麼看了半天，還差幾百億、上千億？

在第六章我們用皇帝賞米和高利貸的觀念來說明醫療費用高漲的威力，我用所有預測資料以及和韓國的比較，說明過去二十五年間我們少花了幾兆又幾兆。這些沒花的錢就是總額預算金鐘罩的威力。從二〇〇二年總額預算全面施行之後，基本上醫療院所看病都是依健保署訂價打九折。台灣大部分的醫院有總額的控制下，病床都沒有全開，因為住院是「賠錢」的。現在我們把醫院有盈餘的部分省下來，我猜七成以上醫院是經營不下去的，所以前面兩種選擇只能當配套，無法解決健保財務問題。

減少浪費，不會更便宜

不浪費的制度不會比較便宜，聽起來很奇怪，但是那是鐵一般的事實，不論您喜歡「吃自己」的新加坡制、自由選擇保險的美國制、政府全面接管的英國制、以稅收辦全民健保的加拿大制，都沒有便宜的系統可以學；和我們最相近的韓國，制度類似最有使用者付費的精神，看病拿藥平均要部分負擔三〇%以上，支出也比我們高很多。所有國家只有非常貴（美國）、很貴（瑞士）、貴（日、英、德、法、加）、普通貴（韓國），他們的制度從宏觀面而言都比我們浪費，並且是「大浪費」，因為強制轉診或高額的部分負擔不容易只有小浪費。

我們的制度是用小浪費補貼急重症，醫院過去二十年就這樣勉強經營！台灣人只要聽到漲價，先反對再說；一旦政府宣布漲價健保費，大家都會反過來問：「但是我們的制度有許多浪費……」超便宜的健保費用，卻又浪費，不是很弔詭？

我們知道台灣健保是世界第一的便宜，又是世界第一的方便，而且品質相當好；可是大家又說浪費，這不是很奇怪？假設我們相信二成左右的看診是不必要的，這個數字雖然是估計，但若以武漢肺炎最緊張的期間，許多診所門診量掉了百分之三十，醫院大約二成。當中有一部分是必須的但不急可以等，那麼二成的估計說不定差不多。如果所有醫院減二成的費用活得下去嗎？答案是否定的。原因是台灣的醫院要靠這些輕病／小病才能照顧急重症，要靠門診來補貼住院的虧損。

便宜是浪費的元凶

我年輕時用的茶杯都很便宜，用了沒多久，不耐看就換，幾次之後才想通，要買幾套好的，每天賞心悅目還可用一輩子。小時候衛生紙很貴，因為窮買不起，現代人用衛生紙說多浪費就有多浪費。回到蔡倫時代，紙比金子貴，你會浪費紙？所以說台灣醫療的浪費來自於太便宜，變貴了就比較不會浪費。這個觀念釐清之後，就知道下一步的改革必須做的就是提高價格。這個方法反對者很多，不再贅言。只要健保署一端出漲價的想法，各方人馬必定立即圍剿。

醫療浪費的第二大原因是太方便。全世界只要你有錢，要看幾次病都是你家的事。有全民健保或全民醫療照護的國家還能自由就醫，台灣是少數的異類。自由就醫如果很貴（像中國、美國），那就非真正的自由。自由是因為便宜，就如台灣實在太便宜，所以民眾可以看病趴趴走。到國外很多人都要算一下口袋。全世界唯有台灣人可以逛醫院，小感冒還可以掛號看醫生。這種台式奢華，在先進國家連掛號都掛不到的。

笨蛋，一切都是價格

倫哈德教授在探討美國醫療總支出為何全世界最高時說了一句名言：「笨蛋，一切都是價格！」他的意思是美國的醫療費用高，醫療支出占GDP十七・六％，遠高於OECD平均的十・五％，原因在於價格。而台灣呢？是一樣的，但方向相反的是，因為價格太低。

所以阿中部長年底有什麼選擇（圖11）？

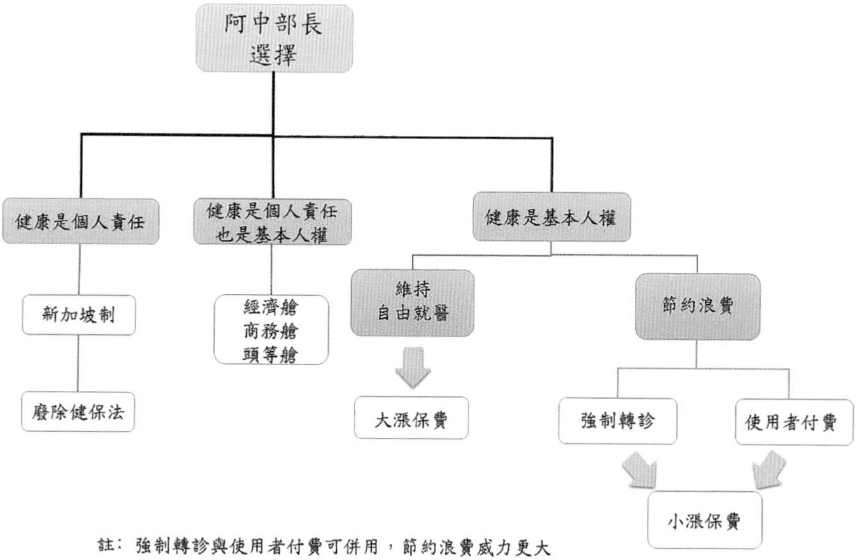
阿中部長
選擇
健康是個人責任
健康是個人責任
也是基本人權
健康是基本人權
新加坡制
經濟艙
商務艙
頭等艙
維持
自由就醫
節約浪費
廢除健保法
大漲保費
強制轉診
使用者付費
小漲保費
註：強制轉診與使用者付費可併用，節約浪費威力更大

圖 11　阿中部長的選擇

末章

二〇三〇健保大限

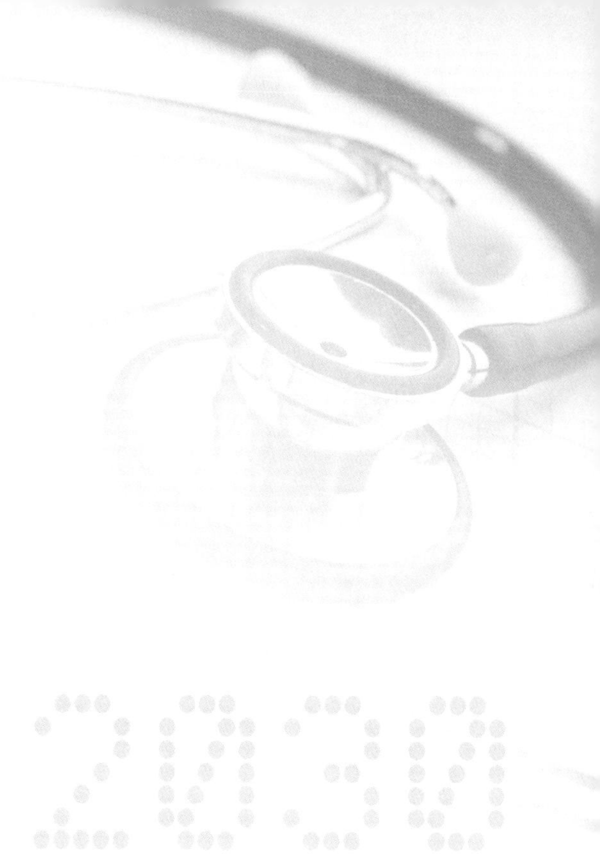

我大膽的預測說二〇三〇年是健保大限，前提是整個社會還在用傳統思考在想健保，什麼叫做傳統思考？

首先，就是「遇漲則反」，我們的民眾很有趣，只要漲價先反對再說，更有趣的是政府也一樣，不喜歡漲價，台灣公立醫院的破舊，很多人沒感覺，我不點名了，因為我看過日本、美國、瑞士、德國、加拿大、澳洲、紐西蘭的醫院，我們的醫院真的「差粉多」，長期營養不良、不投資，再撐十年，就是英國上世紀末的破敗景象。我們前面說過英國後來不知花了多少兆元，十年後才恢復生氣，亦由低支出國變成高支出國。全世界沒有低支出國，可以長期有效、質優的辦理全民健保的，我沒有把握未來會有第二個李明亮及第二個楊志良，不過我們漲個價，真的需要這樣嗎？我們在反抗什麼？

其次，很多人說，因為醫院把我們的錢都A走了，這樣想的人還不少，我們來看統計，二〇一八年，最賺錢的二十家醫院（只計醫務收入，股利、停車場、美食街都不計），二〇一七、二〇一八合計不過賺了八十億左右，連「茅山道士」電子代工業的毛利率三～四％還不如，獲利這麼低，為什麼我們覺得錢都被這些醫院「A走了」？二〇一五年自由時報以「支出破兆，肥了醫院」為題，大作文章，不過已經是五年前的往事了。

退休潮

我生於一九五六年，剛好是戰後嬰兒潮的中間，我的前輩一九五五年以前出生的，都已屆退休年齡，通常外科要體力，所以封刀早，退休後看診的當然不少，但是許多名醫去了像「醫者診所」一樣只有自費，脫離健保體系的醫院。我六十歲之後，班上同學已經有一些人退休，開始雲遊天下，明年六十五歲，在公立醫院會全數退下，十年後，我相信我的同學，如果還在看診，應該是極少數。

而戰後嬰兒潮的最後一班一九六五年出生者，二〇三〇年剛好屆齡退休，我們以那年為基準，說明這二十年間出

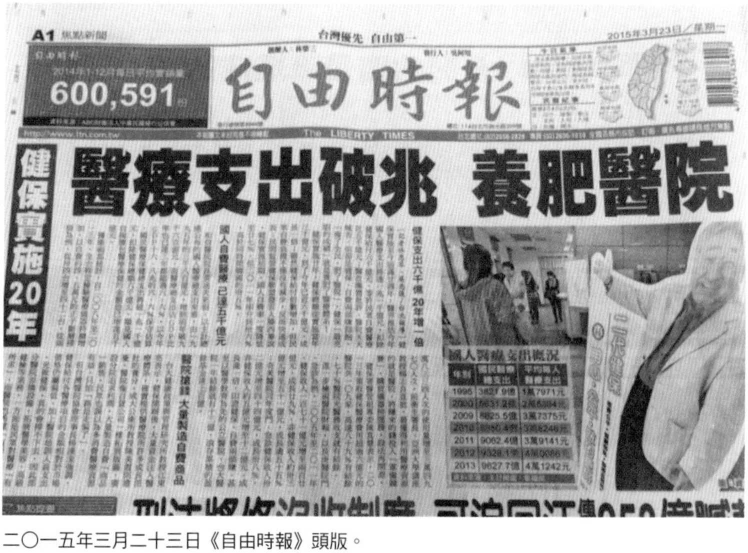

二〇一五年三月二十三日《自由時報》頭版。

生的世代最具生產力的醫師，大部分已經退出市場。

我說「最具生產力」不是說我們的下一代沒有生產力，而是這一個世代早就不跟社會計較，不計較超低診察費，所以用性價比而言，這是最具生產力的一代。而這一代奉獻完了，接下來就沒有了，沒有願意用這種低價奉獻的好醫師？當然不是，永遠有「笨蛋」願意犧牲奉獻，但是一個制度不能靠少數人的犧牲與奉獻。

二〇三〇年 全民健保大漲

戰後嬰兒潮的最後一代醫師，在二〇三〇年滿六十五歲都會退出江湖，所以「二百元醫師診察費」必須結束。這個道理很簡單，怎麼可能一個被社會認為是菁英的這一群，每天做牛做馬，犧牲奉獻，卻連房子都買不起，然後社會期待他們安心看病，開刀不出錯！所以我鐵口直斷二〇三〇年健保大漲，在這之前大約還剩幾年的好光景。

如果這次財務危機，在處理的過程中，社會上主流的民意對醫界是正面的，那麼危機可能暫時不會來到；如果不幸又重演過去「逢漲必反」的戲碼，那麼，還在醫學院或剛出道的醫師會接受到一個過去二十年來醫學院的「反健保」傳統訊息，就是健保其實是個爛制度，政治人物用這樣的制度來壓榨醫護人員，然後製造健保便宜又好的假象，這個看法有沒有道理？當然有，尤其對年輕醫生／醫學生非常有說服力，只是在醫師用腳投票之前，在戰後二十年內出生的這個世代，還是看病主力時，問題是被掩蓋住的。其實年輕一代已經開始出走，第一波就是放棄大科，造成「五大皆空」，第二波是飛往對岸，第三波走向產業，第四波天下何處無芳草，走向全世界。

十年後的世界會非常不一樣，沒有公平合理的待遇，要求醫護人員做牛做馬，一定不可能，這是我的預測。能考上醫學院的人，頭腦都很好，沒有生存問題，只有選擇做什麼的問題，而最容易用腳投票的，當然愈年輕愈好。所以我們愈早打破他們「診察費」有一天會合理化的美夢，愈有利於他們做「出走」的決定。同樣是開刀，不能領美元，至少領人民幣，怎麼會有很多人只領台幣還要受氣？我講的太直接嗎？一個高級知識分子，社會長期壓低他們的價值，而希望這群人永遠當大家的僕人？您真的覺得這是合理的期望？

看一次病應該付多少錢？

很多醫師一個診次（三小時），可以看五十個病患，有人犧牲吃飯時間看到午餐後，可以超過百人，這其中，最多是拿藥，非常簡單的診療，這是簡單型；在基層，感冒、腸胃不舒服最常見，流感流行，內兒科、耳鼻喉科擠滿病人，一個晚上，幾十個上百個病人不少見，但是二〇二〇的武漢肺炎一流行，大家突然都不敢隨便上醫院，感冒自己處理不是壞事，全世界大部分地方皆如此。所以如果未來，大部分醫生看診，複雜型例如：不明胸痛、腹痛、慢性肝炎、心肌梗塞、小兒過敏性疾病、老人各種慢性病夾攻，看診時平均要二十至三十分鐘，那麼一個診次，十個人就很多了，這時候，難道診察費不應是一千元以上？

醫護人員這些主要成本都是倍數起跳，健保費當然要加倍！不過，漲一倍聽起來很可怕，但是漲價之後，台灣依舊全球最便宜，那麼到底是哪裡出錯？

健保費率為什麼需要加倍？

首先，未來的醫師需要兩倍的預算以上，才能滿足民眾的基本需求，第一，醫師已經開始通用《勞基法》，所以到了時間，不是加班費加倍，就是人力加倍，其次，醫師診察費，不可能還是二百多元，我估計，至少漲五倍，但未來看診將區隔簡單和複雜。

未來如果有下一代的醫師，要追隨許金川醫師做超音波，難道超音波的健保給付不該漲幾千元？魏福全院士是個特例，但是接生、手術，我們還有可能用現在全世界都視為不可思議的超低價？

所以說，光是醫師的成本就至少要好幾倍，那護理人員呢？護理人員的問題主要是護病比太低，也就是一個護士要照顧的病人太多，我去年接受了一個小手術，住了三天，仔細觀察了護理人員的辛苦，她們一接班就像作戰一般，八個小時一分鐘都無法休息，還要交接班、寫病歷、做報告，到了小夜／大夜，大家都希望平安，只要一、兩床病患有狀況或急診轉來一個病患，人手馬上就人仰馬翻。

台灣的護病比太低，所以有陪病文化，人手不足靠家屬、靠外勞，歐美國家那種不准陪病的制度一旦全面施行，人力也是兩倍以上起跳。除了護病比，我認為護理人員的薪水太低，低多少？新進人員至少要調百分之五十，有經驗的資深同仁應該加倍，還有全球超低的病房費，一天五百多元，用美元算也不貴。其他各種手術，需專業人員操作的檢查，沒有多少是合理的，所以，成本增加超過一倍，健保費當然要漲一倍。

我們在前面的一章節分析過，全民健保的便宜，是來自於贏在起跑點，在上世紀開辦時，沒有多花錢就完成全民納保，同時領先全球採用大數據管理，每年省數百億至千億，加上總額預算的管制，二十年下來，基期加上成長率的複利率，雙重效應下，我們少花了幾兆元。單以今年來看，用韓國為標桿GDP八．一％左右，二〇二〇年我們應該多支出九千億，那要漲多少才夠，我認為五年要多花一兆以上，健保費率要翻倍，您一定想，這怎麼可能？漲個五％、十％就吵翻天，怎麼有可能翻兩倍？我同意，所以我說二〇三〇健保大限，因為要說服國人接受漲價，難上加難，所以嘜憨了！子孫自有子孫福！

漲多少才叫做大漲？

這個世代的台灣人，沒有經歷過健保費大漲，所以我們先來看看美國，下圖（圖13）是美國一九九九年到二〇一八年這二十年間的平均醫療保險費的增加情形，以家庭費率為例，一九九九年大約六千美元，二〇一八年已逼近兩萬美元，如果用台美國民所得和物價指數來調整，以五比一來看台灣，根據中央健保署的統計二〇一八年，受雇者平均投保薪資四萬三千左右，雇主負擔百分之七十，受雇者負擔百分之三十，如以一家四口計算，每年大約三萬也就是約一千美元。

許多有在海外就醫經驗的人都知道，台灣醫療費用的便宜，不是算百分比的，而是算倍的，同樣的金額，在海外就是用美元、歐元、英鎊計算，這麼大的差距，十年後要補足缺口，基本上健保費至少要漲一倍以上！您一定說：「有沒有開玩笑？漲百分之五就幾萬人上街頭，所有Call-in罵翻，怎麼可能漲一倍？」

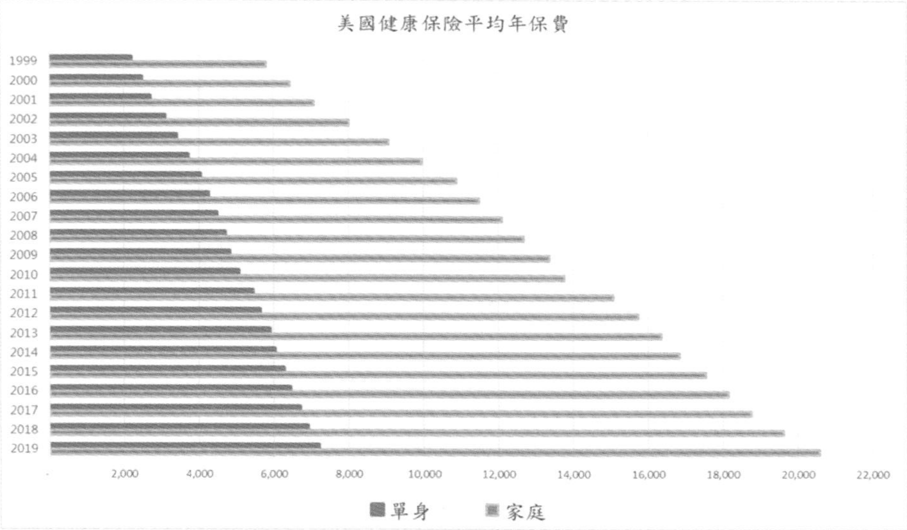

圖13　一九九九至二〇一八年，美國健康保險平均年保費

我今天寫這段話，並不是要教政府如何漲價，而是說從了二〇二〇年，保費沒有加倍，到了二〇三〇年會找不到醫生和護士，到時全民健保自動崩潰，大家回到上世紀的八〇年代，自己吃自己！

公立醫院崩解

長期缺乏足夠資金挹注的系統會先在哪裡出問題？首先是公立醫療體系，上世紀的一九七、八〇年代，我們曾經迎來公立醫院崩壞的時代。我的好友在二十年前被榮總派去宜蘭醫院當院長的唐高駿醫師，分享過一個有名的故事，他本身是急重診的專科，長年服務在台北榮總，他說：「從實習醫師到主任數十年如一日，救護車的聲音只有一種，由遠而近，然後停止，然後聽到救護員推床進急診室。」他到宜蘭的第一天，救護車由遠而近，然後呼嘯而過，逐漸遠去。他說：「這一輩子，沒有感覺更大的挫折，空有一身功夫，病人過門不入。」這是因為這間日據時代宜蘭人眼中的大病院，到了一九八〇年代已經爛到不行，其中最重要的原因是長期缺乏資金的投入。要把醫院轉虧為盈，需要先投資要買新設備，請來好的醫生，所以要先虧，做出名聲之後，病患回流，醫院做起來了才開始賺錢。最有名的例子是上世紀九〇年代的台南的奇美醫院。但是公立醫院很難，政府不會先給一大筆錢，不過，長話短說，唐院長由於急重診的能力，加上管理的天分，在短短的幾年內，把宜蘭醫院起死回生，現在是陽明大學的附設醫院，是守護蘭陽地區健康的重要中心。

我舉這個例子是說，曾經有大約二十年的時間，公立醫院都很爛，原因是「低薪，缺乏投資」，那個時代是私人醫院大幅成長的時代，因為台灣開始經濟成長，需求就上來，供不應求，民間自然會投資來滿足市場需求。勞保當年給低價，所以那個時代的醫療就「兩級化」。

兩級化

各位有沒有發覺，過去十年來，自費項目愈來愈多？這兩年有一種很夯的血糖測量儀，亞培的瞬感（Freestyle Libre），可以連續測十四天，用貼的，不必扎針，全亞洲只有台灣買不到。這一個大約三千元台幣，可以用十四天的產品，在電子業非常流行，大家都是去日本或香港帶回來的，這只是冰山一角。台灣長期被國際藥廠定位為「低價、規模小」的市場，所以新產品先在中日韓星港上市，東南亞經濟起飛之後，我們還要排在後面，而更大的影響是健保兩級化。

兩級化，這是什麼意思？就是未來全民健保會變成「基本保險」的代名詞，很像當年的勞保單，要開好一點的藥都要自費。基本保險就是經濟艙的意思。未來許多藥品／醫材都要自費，如果全民健保還不大幅調高醫師診察費，也應該讓醫師自由訂價，由民眾自付差額。病房費也不該再管制，政府只負責足夠的保險病房，不管制非保險病房，由醫院自由訂價。

或許大家比較喜歡這樣的制度，健保就像吃大鍋飯，營養夠、卡路里充足就好了。想吃好料自己加菜或到高檔餐廳。我認為台灣的社會雖然支持分享，但也要注重個人責任，因為有了責任，浪費的問題自然大幅減少。我個人認為一個社會的高度在於分享，然而民主國家，人民當家作主，我只有一票，花了這麼多篇幅在說明一件事，未來若健保長期營養不良，那麼整個健保體系就會如同一九八〇年代的公立醫院一樣，房舍老舊、人才出走，以保險的角度看，就是兩級化。

侯署長愛說笑

曾任衛生署署長，現任新光醫院院長，骨科聖手侯勝茂醫師喜歡說一個笑話：「有一個病患去就診減肥，醫師開了藥之後，他每天作夢，都夢見在追美女，幾個星期下來就瘦了！這個病患的朋友聽到這麼有效，也去求診，但是作的夢不一樣，他每天夢見被怪獸追，幾個星期下來，也瘦了！第二個病患就問醫師，為什麼和他朋友作的夢不同？醫師回答他說：『你的朋友用的是自費，你的是健保，效果雖然相同，但是感覺差很多！』」

不過如果不只是感覺差一點呢？大家知道到今天，健保只給付傳統鼻胃管，材質好一點的要自費？這才多少錢？我們摳了二十幾年，什麼現象都有，未來醫師在手術室還要備電鍋，所有口罩重複使用，比較省？別說笑了。

我的結論是，全民健保不會倒，但是會兩級化，有錢人自費用好的藥、好的材料，付不起的用基本品，一樣有效，維持低保費，如果輕病看診再管制的嚴一點，會比較像「台式的新加坡制」，優點是抱怨浪費的聲音會愈來愈少，因為大部分花自己的錢。

戰爭尚未結束

這不是結局，也不是結局的序幕，或許是序幕的結束。

——溫斯頓・邱吉爾

（This is not the end, this is not even the beginning of the end, perhaps it's the end of the beginning.—Winston Churchill）

二〇二〇年四月二十八日，抗疫指揮官陳時中在指揮中心請媒體記者吃龜苓膏，慶祝「三零」——連續三天零確診，同時連續十六天零本土病例，以及零社區傳播。當天，我在植物園，一群大砲級的攝影愛好者，在捕捉春鳥的鏡頭，剛整修完的南海學園到處是家長帶著小朋友，許多餐廳人氣回籠，我在一間大飯店的餐廳，看到一家似乎沒有訂位而被服務人員請走的父親，一臉訝異的表情，似乎是說「怎麼會客滿」。

二〇〇三年參與過抗煞的同仁，都記得當年我們太早宣布三零，之後和平醫院封院的黑暗歷史。我剛好讀到比爾蓋茲對這次的疫情投書《經濟學人雜誌》（*The Economist*）。最後他引用了邱吉爾在二次世界大戰第一次打敗德軍時的名言：「這不是結局，也不是結局的序幕，或許是序幕的結束。」

台灣抗疫團隊先發投手陳時中投滿六局，已經取得了勝投候選人的資格；不過，誠如美國棒球名人尤吉．貝拉（Yogi Berra）所說：「在比賽結束之前，都不算結束！」在棒球賽中，現在很像我們以三：〇領先對手，但是抗疫的戰爭，不論先發、中繼或終結者，隨時會被打爆，一個失投、一個失誤、一個運氣不好，立刻翻盤。

而二十五歲的全民健保，在世界的歷史上，還非常年輕。我們苦熬了這麼久，拿到許多「世界第一」，而接下來會怎麼樣？我沒有答案，如同這次的武漢肺炎，今年夏天會平靜下來？秋天再捲土重來？只有天知道！

後記

這本書要從三十二年前的一通電話談起，當年我剛從美國回來，在陽明大學社會學科任教，有一天接到一通電話，是葉金川受時任衛生署藥政處處長蕭美玲之託，要找一位具公共衛生背景的醫生擔任副處長，他本來要找的是郭旭崧，他當時還在耶魯大學，葉處長想了不到三秒鐘，就說：「那你也可以。」這個「無魚蝦也好」的故事，就是當年他介紹我給藥政處長蕭美玲的歷史，這通電話改變了我的一生，第二年我就進入藥政處服務，開始了我衛生行政十六年之路，並因此與藥界結緣，在離開公職之後轉戰生技創投。

一九九五年三月，在國父紀念館對面的一家茶藝館，有三個人在討論「健保開辦之亂」，包括現任陽明大學校長的郭旭崧以及現任健保署副署長的李丞華，我當時擔任衛生署的科技總監兼資訊中心主任，我們三人給當年開辦之亂下了一個醫學診斷「急性資訊缺乏症候群（AIDS, Acute Information Deficiency Syndrome）」，在沒有網際網路的「石器時代」，苦思如何快速傳遞正確資訊，所以完成了健保速訊以及FOD（FAX On Demand），所以當這本書完成初稿，我立刻找他們三位給我意見。

葉P不但帶我進「公門」，還帶我爬百岳，他是台灣人民今天可以享受全民健保的重要功臣，是戰後出生的公衛菁英中，我最敬佩的人。

郭旭崧校長，是我這一生最重要的朋友，當年我們立志進入公共衛生界，沒想到人生的道路可以有這麼不同的發展與轉折，他當上母校校長和我進入生技創投，是當年剛從醫學院畢業時料想不到的。他有一個特異功能，「一眼」就可以看出一段話、一篇文章或一本書的重點，並給予評論。

李丞華是健保與公共衛生的活字典，他在健保服務二十五年，現在雖然有Google，但是許多數字和歷史，有他指正，我更放心。

我要謝的人除了這三位之外，當然是我辦公室的志凌、領嘉和菀靜，除了她們日以繼夜的把我的火星文手稿變成電子檔之外，還幫我一讀，幫我找出錯誤以及讀不順的段落，以及重做所有圖表，沒有她們的苦功，不可能在母親節前夕把初稿送出。

這本書，除了獻給我的愛妻之外，也獻給全台醫護人員，書中雖然沒有直接寫「廖醫師」，但是我的親朋好友，應該都猜的到哪一段是在寫她的故事。

五月五日，我的好友名畫家黃騰輝上台北「解悶」，席間還有曾任僑務委員會委員長的焦仁和與印刻出版社社長初安民。大家聊啊聊，不知怎麼就聊起健保，許多問題，剛好是這本書要解答的，我正傷腦筋找哪家出版社，看來真是天意！

二〇二〇年五月九日

canon 32

二〇三〇 健保大限

作　　者　張鴻仁
圖表提供　張鴻仁
總 編 輯　初安民
責任編輯　陳健瑜
美術編輯　黃昶憲
校　　對　宋敏菁　林家鵬　陳健瑜　張鴻仁

發 行 人　張書銘
出　　版　INK 印刻文學生活雜誌出版股份有限公司
新北市中和區建一路 249 號 8 樓
電話：02-22281626
傳真：02-22281598
e-mail：ink.book@msa.hinet.net
網　　址　舒讀網 http：//www.inksudu.com.tw

法律顧問　巨鼎博達法律事務所
施竣中律師
總 經 銷　成陽出版股份有限公司
電　　話　03-3589000（代表號）
傳　　真　03-3556521
郵政劃撥　19785090　印刻文學生活雜誌出版股份有限公司
印　　刷　海王印刷事業股份有限公司

港澳總經銷　泛華發行代理有限公司
地　　址　香港新界將軍澳工業邨駿昌街 7 號 2 樓
電　　話　852-27982220
傳　　真　852-31813973
網　　址　www.gccd.com.hk

出版日期　2020 年 6 月　初版
2020 年 6 月　初版四刷
2020 年 7 月 20 日　二版一刷
ISBN　978-986-387-343-3
定　　價　350 元

國家圖書館出版品預行編目資料

二〇三〇 健保大限／張鴻仁 著.
--初版．–新北市中和區：INK印刻文學，
2020. 6面；. --（canon；32）
ISBN 978-986-387-343-3 (平裝)
412.56　　109007504